降糖消渴颗粒改善肝脏胰岛素抵抗的作用机制研究

张 毅 著

中国纺织出版社有限公司

图书在版编目（CIP）数据

降糖消渴颗粒改善肝脏胰岛素抵抗的作用机制研究 / 张毅著 . -- 北京：中国纺织出版社有限公司，2024.5
ISBN 978-7-5229-1740-5

Ⅰ.①降… Ⅱ.①张… Ⅲ.①糖尿病—中医治疗法 Ⅳ.①R259.871

中国国家版本馆 CIP 数据核字（2024）第 085975 号

责任编辑：舒文慧　　责任校对：高　涵　　责任印制：王艳丽

中国纺织出版社有限公司出版发行
地址：北京市朝阳区百子湾东里 A407 号楼　邮政编码：100124
销售电话：010—67004422　传真：010—87155801
http://www.c-textilep.com
中国纺织出版社天猫旗舰店
官方微博 http://weibo.com/2119887771
三河市宏盛印务有限公司印刷　各地新华书店经销
2024 年 5 月第 1 版第 1 次印刷
开本：710×1000　1/16　印张：11.75
字数：160 千字　定价：68.00 元

凡购本书，如有缺页、倒页、脱页，由本社图书营销中心调换

前言

糖尿病为现代社会的常见病和多发病，在全球范围内广泛流行，严重危害人类的健康，降低了人们的生存质量。其患病率逐年攀升，糖尿病患者中 90% 以上为 2 型糖尿病，以胰岛素抵抗为主要发病特征。国际糖尿病联合会（IDF）公布的 2022 年全球糖尿病最新数据显示，目前世界上约有 5.37 亿成年（20～79 岁）糖尿病患者，预计 2030 年这一数值将增至 6.43 亿，到 2045 年将增至 7.83 亿。糖尿病及其各种并发症的高额医疗费用给患者家庭和社会带来了沉重的负担，因此，积极地探索糖尿病病因和寻找更加有效的抗糖尿病药物具有重要的科学意义和临床价值。

一、糖尿病发病及治疗现状

20 世纪 70 年代以来，中国经济快速发展，人们的生活水平大幅提高，生活方式也发生了巨大的变化，再加上人口老龄化带来的影响，中国的糖尿病患者人数已经超过印度，成为全球糖尿病人数最多的国家。我国糖尿病人口增长十分迅速，糖尿病及其各种慢性并发症具有高致残率和高致死率，且病情复杂多样，难以控制，给我国造成了巨大的经济负担和医疗压力。糖尿病主要分为 1 型糖尿病和 2 型糖尿病，《中国 2 型糖尿病防治指南（2020 年版）》指出，1980 年，我国 18 岁以上人群糖尿病患病率仅为 0.67%，到了 2017 年，这一比例飞跃至 11.2%，患病人数高居世界榜首，其中 2 型糖尿病占 90% 以上。由胰岛素抵抗、糖脂代谢紊乱导致的肝损伤是糖尿病最常见的并发症之一，早期可见肝脏内脂肪的异常积累，表现为单纯的脂肪肝，可逐渐发展为脂肪性肝炎、肝硬化，且多伴有肝功能的异常。

目前，积极改善胰岛素抵抗仍是治疗 2 型糖尿病的关键策略之一。临床上常用的增加外周组织胰岛素敏感性，改善胰岛素抵抗的药物有双胍类、噻唑烷二酮类等，但以上药物均存在胃肠道刺激作用、骨折和心力衰竭风险增加等不良反应，且长期服用对疾病的控制效果不佳。中医药遵循整体观念，注重综合调理全身脏腑功能以恢复机体的阴阳平衡状态，在改善 2 型糖尿病方面，不仅疗效确切，且综合调理效果好，远期控制效果佳，优势突出。根据患者病情，既可以单独应用，也可与西药联用，在提高胰岛素敏感性的同时，还可达到降低西药用量及不良反应、逆转 2 型糖尿病发展进程的效果。在脏腑功能失调、阴阳失衡的胰岛素抵抗初期阶段用药，更是可以预防 2 型糖尿病的发生。由此可见，寻求并开发疗效确切、机制明确、靶点清楚的改善胰岛素抵抗的中医药，可降低 2 型糖尿病的发病率，缓解全球公共卫生事业的压力，助力打造人类卫生健康共同体，具有非常重要的研究价值和社会意义。

二、胰岛素抵抗与糖尿病发病的关系

胰岛素抵抗（IR）是多种内分泌代谢紊乱性疾病的共同发病机制，贯穿于糖尿病过程的始终，既是糖尿病的始发因素，也是其重要病理指征之一。糖尿病的多个病理环节如血糖升高、糖耐量下降、胰岛 β 细胞受损、胰岛素敏感性减低、高胰岛素血症、血脂异常、脂质代谢紊乱、肥胖、非酒精性脂肪性肝病（NAFLD）等都与 IR 密切相关。目前治疗糖尿病的方法多从改善 IR、增加胰岛素敏感性方面入手。针对 IR 进行治疗既可以减轻糖尿病的临床症状，延缓糖尿病的发展进程，同时还可以起到降低糖尿病及其并发症的发生率和死亡率的积极作用。

三、中药复方防治糖尿病的优势

随着人们对健康重视程度的提高，越来越多的人不只是希望把血糖控制在正常范围内，还注重糖尿病的未病先防，既病防变，从根本上预防糖尿病及其并发症的发生。应用了数千年的中医药在针对2型糖尿病及其并发症的防治方面体现出了不可替代的优势。中医基础理论的核心是脏腑理论，而脏腑功能是人体维持正常生命活动的根本，在辨证论治疾病时，立足于脏腑可以统观整体，不失偏颇。近些年，医药工作者对中药复方、单体及其有效成分做了大量的临床及实验研究，发现中药及其提取物具有抗胰岛β细胞凋亡、增加胰岛素敏感性、调节糖脂代谢、抗氧化应激、抗炎等多方面的生物活性，越来越多的中药有效成分在糖尿病及并发症的防治工作中得到应用，中药复方是基于中医配伍理论创制的，较单味中药具有更为广泛的作用和更为广阔的应用及开发前景。

四、降糖消渴颗粒的中医理论基础

高思华教授带领的研究团队根据多年临床经验，在对大量文献进行梳理之后，总结出了"肝脾肾三脏同调，辨证治疗2型糖尿病"的治疗理念，该理论的主要内容是：2型糖尿病的发病基础与肝、脾、肾三脏密切相关，无论哪一脏先病，都会渐次波及其余两脏，造成三脏同病、正虚邪实互见的局面。该理论中的正虚可为气、血、阴、阳等一种或多种精微物质的亏虚，邪实则多以气滞、血瘀、湿浊、燥热等为主要表现。而根据肝、脾、肾三脏发病的主次先后，正虚与邪实的性质、比重亦有不同，随之产生了不同的兼夹证（或并发症）。临床当分清主次，先脏腑定位，根据情况合理调节肝脾肾三脏功能，再虚实定性，损有余而扶不足，继而定位定性合参，抓住主证，顾及兼夹证，标本同治。该理论从中医角度动态地总结了2型糖尿病及糖尿病并发症的发生发展规律及辨证论治思路。研究项目"肝脾肾同调法辨证治疗2型糖尿病的生物学机制研究"于2019年荣获中国中西医结合学会科学技术进步二等奖，"基于miRNA层面的肝脾肾同调法治疗糖尿病表观遗传调控机制研究"于2020年荣获中国民族医药学会科学技术三等奖。以此为辩证思想创立的治疗糖尿病的系列组方之一的降糖消渴颗粒，由人参、炒山药、茯苓、黄连、地黄、山茱萸、葛根、丹参、牡丹皮和决明子组成，功在养肝滋肾、健脾益气，佐以清热活血，针对临床上最为常见的"肝脾肾气阴两虚，挟湿挟热挟瘀"证型糖尿病疗效显著。大样本临床多中心研究证实降糖消渴方治疗 2 型糖尿病疗效确切，表现在能够显著降低 2 型糖尿病患者空腹血糖，有效率为 72.03%，且改善中医证候总积分有效率达 94.9%。

传统中医认为"肝主疏泄"，可通调全身气机，推动气血津液的正常运行；"脾主运化"，水谷精微在脾气散精作用下化生为气血，濡养四肢百骸，脾亦可统摄血液，使其在脉管内流动；而肾脏主藏先天之精，调控人体的生长、发育和生殖功能，并与脾胃生成的后天之精互相滋养、转化。三脏协同作用，共同维持人体气血津精的生成、流通、敷布、转化，任何一脏损伤，都会渐次波及其余两脏，导致三脏同病的局面，引发糖尿病。"脾胃为后天之本，气血生化之源"，水谷精微类似于现代医学中的三大营养物质，肾精充足则肝、脾功能正常，气血生化有源。饮食入胃后经脾脏运化顺利转化为水谷精微，依赖肝气的疏泄作用，一部分布散至全身，维持人体各项生理活动，另一部分转化为肾精储存在肾脏中，补充先天之精的耗损，与现代医学的糖脂代谢平衡状态类似，此时机体中的胰岛素可以正常发挥作用。肾脏虚弱、脾胃功能失常或肝失疏泄，水谷精微失于正常输布转化，津液代谢异常，酿湿生痰，痰随气升降，阻碍气机流通和气血生成，可进一步引发痰浊加重，瘀血内生；若肝失调达，疏泄无能，气郁化热，亦可进一步化生痰浊、瘀血；气血化生不足，肾中精气得不到后天之精的补给，逐渐耗伤；肾水不能涵养肝木，肝火耗伤阴精，虚火灼伤血络加重瘀血的产生；肾阳无法温煦脾土，气虚推动无力，导致痰浊、瘀血的进一步加剧。相当于现代医学胰岛素抵抗状态下的糖脂代谢紊乱。由此可见，肝脾肾三脏同调的组方，可在一定程度上恢复糖脂正常代谢，具备调节 2 型糖尿病的中医理论基础。

本书著者为北京开放大学城市管理学院专职教师，高思华教授研究团队成员之一。本研究首先就中医对糖尿病的认识及常用治疗方剂进行总结归纳，然后探索了非酒精性脂肪性肝病与 2 型糖尿病的相关性，最后采用高脂饲料诱导自发性 2 型糖尿病 KK-Ay 小鼠模型，通过观察不同剂量降糖消渴颗粒对胰岛素抵抗糖尿病模型小鼠糖脂代谢及肝脏胰岛素信号通路、炎性细胞因子、氧化应激和内质网应激的影响，初步探讨降糖消渴颗粒治疗糖尿病，改善胰岛素抵抗的可能作用机制及最佳剂量，为寻找药物的作用靶点提供实验依据。本书从文献与实验两个不同角度，证实了中医药在治疗糖尿病及其并发症方面既有传统中医理论支持，又有现代实验研究的支撑。

张　毅

2024 年 1 月

目录

第一章　中医对糖尿病的认识及常用治疗 ································· 1
 第一节　传统中医对消渴病的认识 ································· 2
 第二节　常用单味降糖中药及有效成分研究举例 ····················· 10
 第三节　现代治疗糖尿病的常用方剂及其基础研究举例 ··············· 13
 第四节　中医治疗糖尿病的总结与展望 ····························· 20

第二章　非酒精性脂肪性肝病与 2 型糖尿病发病相关性研究进展 ··········· 23
 第一节　糖尿病、非酒精性脂肪性肝病与胰岛素抵抗的关系 ··········· 23
 第二节　NAFLD 的病理机制 ·· 25
 第三节　糖尿病合并 NAFLD 发病机制 ······························· 30
 第四节　目前常用的口服降糖药和其他治疗方法对 NAFLD 的作用 ······· 34
 第五节　治疗糖尿病合并 NAFLD 的总结与展望 ························ 40

第三章　降糖消渴颗粒对 T2DM 小鼠胰岛素抵抗和肝脏糖脂代谢的影响 ····· 43
 第一节　研究基本情况概述 ······································· 44
 第二节　研究具体实施步骤 ······································· 47
 第三节　实验结果 ··· 57
 第四节　实验结果分析与讨论 ····································· 79
 第五节　小结 ··· 100

第四章　降糖消渴颗粒对肝脏氧化应激及内质网应激信号通路的影响 ……… 101

第一节　研究基本情况概述 …………………………………………… 102
第二节　研究具体实施步骤 …………………………………………… 104
第三节　实验结果 ……………………………………………………… 117
第四节　实验结果分析与讨论 ………………………………………… 130
第五节　小结 …………………………………………………………… 140

第五章　总结与展望 …………………………………………………… 143

参考文献 ………………………………………………………………… 147

附录　中英文缩略词表 ………………………………………………… 175

第一章
中医对糖尿病的认识及常用治疗

糖尿病是现代西医学病名，是由于胰岛素分泌障碍或机体对胰岛素敏感性下降导致营养物质代谢紊乱的一类内分泌代谢性疾病。古代中医多从天人相应的整体观认识人体的各项生命活动，并没有现代先进的解剖知识及诊疗手段，也不会意识到胰岛素的存在，但糖尿病虽为现代病名，古亦有之。庄乾竹认为，虽然古籍中对消渴病多有论述，但不尽指糖尿病，有广义与狭义之分。《说文解字》云："消，尽也，从水肖声。"又云："渴，尽也，从水胃声。渴竭古今字，古水竭字多用渴，今则用竭为激字矣。"《玉篇·广部》曰："消，消渴病也。"《玉篇》曰："消，息也，尽也。"又曰："渴，频饮也。"通过字源的考究，可以看出，"消"与"渴"同义，是想喝水的意思。但凡疾病中出现了"多饮、多食、多尿、口渴"的症状，都属于广义的消渴，"消渴"二字是对这类疾病病因、病机和症状的描述，既包括了我们所熟悉的糖尿病，还包括甲亢、尿崩症或由神经系统调节异常表现出上述症状的疾病。狭义的消渴除了包括广义消渴的症状外，还会出现"尿甜、消瘦"，这就涵盖了我们传统意义上中医对糖尿病的认识。但现代技术发达，诊疗手段先进，人们对健康的重视程度也不断提高，往往在糖尿病初期出现糖耐量异常时就可由体检发现，并不会出现尿甜和消瘦等症状。还有一部分患者被西医确诊为糖尿病，却并没有明显的感觉，也没有口渴、多食、多尿出现。这些都不符合古籍中对消渴病的描述，因此，狭义的消渴包含了现代临床上部分糖尿病，两者部分重叠，却不能完全涵盖。近代名医张锡纯认为："消渴，即西医所谓糖尿病。"首次将消渴与糖尿病划等号，现代一些较有代表性的书籍也赞同该观点。王永炎编著的《临床中医内科学》在"第六节、糖尿病"中写道："根据本病的临床特征，属中医学消渴、消瘅、膈消、消中等范畴。"其又在《今日中医内科（下卷）》写道："消渴病……其证候表现及发病规律与西医学之糖尿病基本一致……本文所论之消渴病……相当于西医的糖尿病。"这是"由于消渴病的概念比较完整准确地概括了糖尿病的原因、病机、证候特点及治疗规律，所以普遍被后世接受，这也是迄今为止在临床上使用最多的概念。"早在《黄帝内经》时期就有对糖尿病症状的描述及对其病机的认识。本书即是从古代医籍对消渴的描述及基本治疗方法和近20年来用于治疗糖尿病的现代方药的基础研究入手，对属于狭义消渴的部分糖尿病的证治进行总结归纳。

第一节　传统中医对消渴病的认识

一、《黄帝内经》首提"消渴"病名

"消渴"病名最早记载在《素问·奇病论》中："有病口甘者……此五气之溢也，名曰脾瘅……此肥美之所发，此人必数食甘美而多肥也，肥者令人内热，甘者令人中满，故其气上溢，转为消渴。"这是古籍中对"消渴"最早的记录，认为消渴是由于过食肥甘厚味，酿湿生痰，阻滞中焦气机的运行，郁而化热，蒸腾脾胃化生的津液，湿热内蕴，上乘于口，出现口干、口渴的症状，水液不能跟随气机的流通布散至全身发挥应有的濡养功能，虽多饮但饮后渴不减轻。脾气散精功能异常，精气和水液下流于膀胱导致多尿。

（一）《黄帝内经》对消渴病因病机的认识

《黄帝内经》中还有"消瘅""脾瘅""肺消""鬲消""消中""肾热""风消""漏风""渴利""食亦"等多种病名，多从症状及辨证所属脏腑入手来描述疾病。"消瘅"是《黄帝内经》中用来描述类似于现代糖尿病的疾病的出现频率最高的病名。《灵枢·五变》认为"五脏皆柔弱者，善病消瘅……夫柔弱者，必有刚强，刚强多怒，柔者易伤也……此人薄皮肤，而目坚固以深者，长冲直扬，其心刚，则多怒，怒则气上逆，胸中蓄积，血气逆留，宽皮充肌，血脉不行，转而为热，热则消肌肤，故为消瘅，此言其人暴刚而肌肉弱者也。"因此，《黄帝内经》认为"消瘅"虽是"肥

美之所发"，但病不单单在脾，与五脏都有密切关系，《灵枢·邪气藏府病形》提到："心脉微小为消瘅，滑甚为善渴；肺脉微小为消瘅；肝脉小甚为多饮，微小为消瘅；脾脉微小为消瘅，肾脉微小为消瘅……诸小者，阴阳形气俱不足，勿取以针，而调以甘药也。"此段经文中，脉微小预示气血不足，气虚血弱，五脏失于濡养，日久引发消渴，调以甘药这一治法也证实了了正气亏虚、气虚血弱是其基础病机。总的来说，"消瘅"常发于"五脏皆柔弱者"，先天禀赋是发病的内因，而饮食、情志、过劳等因素是发病的外因。现代则认为糖尿病是多基因与环境共同作用的结果，且具有遗传易感性，这与古代对"消瘅"的认识有很多相似之处。《灵枢·本脏》则用"心脆""肝脆""脾脆""肺脆""肾脆"等来概括五脏柔弱所发之"消瘅"，且通过与"坚"的对比解释了脆者"皮驰""易伤"的发病特点，"脆"生动地体现了这种先天禀赋不足，脏腑真精亏耗，机能低下的状态。虽然《黄帝内经》强调"五脏柔弱"都可导致"消瘅"的发生，同时也指出，身为先后天之本的肾脾的虚弱才是"消瘅"发生的最直接的原因。除了先天禀赋的原因，《黄帝内经》也提出了郁而化热也可引起消渴的发生，还可以从瘀论治，采用活血化瘀法来治疗消渴。此外，《黄帝内经》还认为，服用芳草、石药等损伤脾胃，也是消渴病的病因之一，可导致消中、热中。

（二）《黄帝内经》对消渴治疗思路的贡献

在治疗上，《黄帝内经》中并没有针对"消瘅"的方剂，主要根据病机的不同进行调整，饮食偏颇导致则采用热者寒之，燥者润之等正治法；若因情志原因导致则或散结，或平惊，或疏肝解郁以求恢复阴阳平衡状态；若因先天禀赋原因导致五脏脆则采用补益虚损的方法以补五脏精气，补后天以壮先天。此外，《黄帝内经》还指出可以以兰除陈气，后代医家对"兰"的认识多有不同，历代医书不乏以兰命名的中药和方剂，由于所处历史时代的差异，我们对《黄帝内经》中所说的"兰"无从考证。但也有医家以对"陈气"的理解反推将兰解释为活血化瘀的泽兰，或芳香辟秽化浊的佩兰。无论何种解释，都是针对消渴病发病的病因病机及病理产物而设，由此可见，早在《黄帝内经》时期，中医就对消渴病的病因、病机、治则、治法有颇为详尽的认识。

二、《金匮要略》承前启后论治消渴

（一）张仲景对消渴病病因、病机的认识

清代喻嘉言认为，《黄帝内经》对消渴病的贡献"有论无治"，只起到了"启后"的作用，而起到承前启后作用的当属张仲景的《金匮要略》，真正地对消渴病实现了"有论有治"。张仲景认为消渴的病机主要有以下几点：胃气热盛，消谷善饥，脾胃运化水谷功能亢进，就会产生消渴的症状；厥阴风木郁而化热，热邪煽动相火，煎灼阴津，导致消渴病的发生；肾气虚衰，失其正常气化功能，水液下流于膀胱，产生消渴。并在病机的基础上创制了很多流传于后世且应用甚广的经方，且对糖尿病并发症也有一定的认识并提出了相应的治疗方案。当患者出现"渴欲饮水不止"时，用文蛤散进行治疗；若辨证消渴热在上焦，并发肺痿时，则需使用麦门冬汤以清气降火、养阴润燥。热在肺、胃，又以白虎加人参汤清肺胃热，补脾生津；《金匮要略·消渴小便不利淋病脉证并治》曰："男子消渴，小便反多，以饮一斗，小便一斗，肾气丸主之。"针对男子肾虚导致的消渴，创制了"肾气丸"，肝、脾、肾三脏同补，以补肾为主，补中蕴泻，少火生气以止消渴。肾脏主水，位居下焦，水性趋下，需借助肾气的蒸腾气化作用周流全身，肾气亏虚，一则蒸腾气化失司，二则气化运水失职，水谷精微清浊不分，直驱膀胱而去，故饮一溲一。肾无实证，先天无补，男子肾精易于亏耗。肾气丸虽多被归类为补肾阳之剂，但从药量来看滋补肾阴的干地黄、山药、山茱萸的用量分别为八两、四两和四两，干地黄滋补肾阴，山茱萸滋养肝阴，取"肝肾同源""乙癸同源"之意，山药肺、脾、肾三脏，气阴双补，助生气之源。《医宗金鉴》所谓："此肾气丸纳桂、附于滋阴剂中十倍之一，意不在补火，而在微微生火，即生肾气也。故不曰温肾，而名肾气，斯知肾以气为主，肾得气而土自生也。"肾气丸中用附片和桂枝各一两，蕴"少火生气"之意，在肾阳温煦蒸腾气化作用下肾阴得以流转，从而达到助精化气的目的。当消渴并发淋证，出现小便不利等膀胱气化失司的症状时，急则治标，采用五苓散以解表发汗，通阳化气利小便。更严重的情况，出现水热互结于膀胱且伤阴，在治标的同时还需兼顾阴虚之证，采用猪苓汤以滋阴利小便；消渴日久发展

为阴阳两虚，尤以脾肾两虚为重时，方用栝楼瞿麦丸攻补兼施，滋先天，养后天，兼以清热、化湿、理气、润燥、利小便。

（二）张仲景治疗消渴病的思路特点

值得注意的是，对于消渴病，张仲景提出以治肾为本的思想，对后世影响很大，肾为先天之本，主藏精而寓元阴元阳。肾阴亏损则虚火内生，上燔心肺则多饮；中灼脾胃则消谷；阴虚阳亢固摄失司，津液不布则多饮，下焦不摄则多尿。张仲景也强调了瘀血在消渴发病中的重要作用，《金匮要略·消渴小便不利淋病脉证并治》曰："瘀血久积体内，化火伤阴，致津亏液损，使人烦渴多饮。""病者如热状，烦渴，口干燥而渴，其脉反无热，此为阴伏，是瘀血也。"患者"如热状"，口干多饮，但"脉反无热"，这种情况是由瘀血内结，郁久化热，热灼阴伤导致的。《黄帝内经》中也有瘀血致消渴的认识，主张活血化瘀，《金匮要略》中对瘀血致消渴的治则与《黄帝内经》有所不同，主张用下法。

三、《诸病源候论》设消渴病诸候专篇

《诸病源候论》为隋代巢元方所著，是我国最早的证候学著作。消渴病在此书中设有专篇"消渴病诸候"八论，分别为消渴候、渴病候、大渴后虚乏候、渴利候、渴利后损候、渴利后发疮候、内消候、强中候，基本涵盖了消渴病的发病原因、症状、诊断、治疗、并发症及预防等各个方面。《诸病源候论》云："内消病者，不渴而小便多是也。由少服五石，石热结于肾也，内热之所作也。所以服石之人，小便利者，石性归肾，肾得石则实，实则消水浆，故利。利多不得润养五脏，脏衰则生诸病。由肾盛之时，不惜其气，恣意快情，致使虚耗，石热孤盛，则作消利，故不渴而小便多也。"认为导致消渴最主要的原因是少年时多食"五石诸丸散"，日积月累就会导致下焦虚热，但因为年少，肾气充足，尚可以制约丹石对人体的毒性，不会发作消渴，当年老体弱，肾气自半之时，不能与丹石的毒性相抗衡，肾精严重亏虚，则多饮多尿，发作消渴。之所以强调服石致消渴的重要性，是由于当时的大环境导致的，隋唐时期盛行服用丹石，以追求得道升仙，长生不

老，经常将金石之品研末内服，所提到的五石就是当时最流行的五石散，具有壮阳的功效，可煎灼肾精，耗散肾气，虚火内燔，产生消渴诸症，甚则致死。巢元方还认为肾脏精气应保持充足、闭藏的状态，若房劳过度"肾盛之时，不惜其气，恣意快情"，相火妄动，损耗肾精也会导致消渴的产生，强调了肾在消渴病发病中的重要性。这与《黄帝内经》所认为的消渴发病的内因也有相通之处，责其要都是由于脏腑虚衰所致。而对于消渴病的防治方面，巢元方认为消渴病患者饭前需先进行一定的走步运动，"先行一百二十步，多者千步，然后食之"，这也是运动治疗糖尿病的最早记载。

四、《备急千金要方》《千金翼方》首用"三焦"论述消渴

（一）孙思邈对消渴病的认识

《备急千金要方》和《千金翼方》为唐代孙思邈所著，在前人对消渴病的认识上进一步发挥，创制了很多治疗消渴病的方剂，虽然很多方法现代并不多用，但仍给后世以很大启迪。孙思邈认为，消渴的主要发病原因之一是饮酒。"凡积久饮酒，未有不成消渴，然大寒凝海而酒不冻，明其酒性酷热，物无以加，脯炙盐咸，此味酒客耽嗜，不离其口，三觞之后，制不由己，饮啖无度，咀嚼酢酱，不择酸咸，积年长夜，酣兴不解，遂使三焦猛热，五脏干燥，木石犹且焦枯，在人何能不渴？"本段条文指出了"酒性酷热"，再寒冷的天气也不会凝结成冰，而且嗜酒之人多随酒食用"脯炙盐咸""饮啖无度"，最后导致"三焦猛热，五脏干燥"，终致消渴。首先用"三焦"一词论述消渴。房劳过度，多服石散亦是消渴病的重要病因之一。《备急千金要方·消渴》曰："凡人生放恣者众，盛壮之时，不自慎惜，快情纵欲，极意房中，稍至年长，肾气虚竭，百病滋生。又年少惧不能房，多服石散，真气既尽，石气孤立，惟有虚耗，唇口干焦，精液自泄，或小便赤黄，大便干实，或渴而且利，日夜一石，或渴而不利，或不渴而利，所食之物，皆作小便，此皆由房室不节之所致也。"孙思邈在对消渴病的治疗上，也有自己的独到之处，善用血肉有情之品来培补真元，还强调同气相求，以脏补

脏，以形补形。

（二）孙思邈治疗消渴病思路

《备急千金要方》治疗消渴以清热泻火与生津止渴为大法，创立玉泉丸和黄连丸，建立滋阴清热治疗消渴病的基本法则，同时认识到消渴病治愈较难，且会经常复发："服枸杞汤即效，但不能常愈。"书中收录了治疗消渴的方剂达52首，其中以天花粉、麦冬、地黄和黄连等清热生津之品为多。

王存芬在分析孙思邈以脏器治疗消渴病时总结，对于消渴轻症，用乳、酥、脂等柔润之品调养五脏，代表方有"浮萍丸"，由浮萍、天花粉研末，人乳调和而成，可用于治疗内热并见唇咽干燥的虚热症状。在地黄丸类方中配伍使用牛乳、羊乳或酪，以求清养柔润补精之效。针对三消之症，则根据具体所病脏腑选用羊肺、猪肺、羊肾、猪肾、猪肚等针对治疗，以求以脏补脏之功。代表方有用于治疗肺胃热盛伤津的"羊肺羹"（做羹任性食），用于治疗胃腑实热的"猪肚丸"（组成：猪肚、黄连、天花粉、茯神、知母、麦冬、粱米、蜜），用于治疗房劳伤肾，下焦虚热的"猪肾荠苨汤"（组成：猪肾、大豆、荠苨、石膏、知母、人参、茯神、葛根、天花粉、磁石、甘草）以及肾气不足合并腰痛的"增损肾沥汤"（羊肾、干地黄、当归、远志、人参、泽泻、茯苓、龙骨、黄芩、川芎、麦冬、五味子、姜、枣、甘草）。若症状危重，损及阴阳，则选用牛羊髓、阿胶、鸡子黄、鹿茸等血肉有情之品，厚味填精。如治疗虚劳渴饮不止的"骨填煎方"，以山茱萸、菟丝子、牛膝、肉苁蓉、天冬滋肾阴，附子、巴戟天、桂心补肾阳，茯苓、人参益气健脾，麦冬、石膏清热生津，又加入生地黄汁、栝楼根汁，合牛髓微火煎之。以达通补兼施，通调阴阳的目的。若日久损耗真阳，则选用鹿茸配合附子、桂心、韭子、羊踯躅、泽泻进行治疗。若消渴兼血虚，则用"阿胶汤"，口咽干燥则用"羊髓煎"。

除此之外，还有用于治疗消渴心火旺盛，胃热津伤的代表方"黄连丸"（组成：黄连、生地黄）以及消谷善饥、神疲自汗的"茯神丸"（组成：茯神、天花粉、麦冬、生地黄、玉竹、小麦、淡竹叶、知母、大枣）。

五、《古今录验方》首次对消渴病进行了临床分类

《古今录验方》为隋唐时期著作，原书已佚，但其对消渴有着颇为深刻的认识。孙思邈曾在《备急千金要方》中引用《古今录验方》对消渴的论述："消渴病有三：一渴而饮水多，小便数，无脂似麸片甜者，皆是消渴病也。二吃食多，不甚渴，小便少，似有油而数者，此是消中病也。三渴饮水不能多，但腿肿，脚先瘦小，阴痿弱，数小便者，此是肾消病也。"指出消渴分为三种：第一类口渴、饮水多，小便频数，而且小便"无脂似麸片甜"，指出尿有甜味，即现代所说的尿糖的症状，可概括称为"消渴病"；第二类指多食易饥，但口不甚渴的患者，因为口不渴，饮水如常，所以小便量亦不多，但频数，且小便中"似有油"，这类症状可概括称为"消中病"；第三类有口渴的症状，但渴不能多饮，肾虚，小便频数，这类患者忌房劳，可概括称为"肾消病"。此书不仅为消渴病定下一个较为准确和完整的定义，也对消渴病进行了临床分类。将消渴按照症状和主病脏腑的不同分为"消渴、消中、肾消"，是后世"三消"分类的雏形。

六、《素问病机气宜保命集》及《三消论》以三焦分论三消

（一）《素问病机气宜保命集》为三消理论奠定基础

刘完素的《素问病机气宜保命集》在《古今录验方》的基础上有所发展，指出"消渴之疾，三焦受病也，有上消、中消、肾消。上消者，上焦受病，又谓之膈消……中消者，胃也……肾消者，病在下焦。"提出消渴的发生是"三焦受病"，以三焦分论三消，上消又称为膈消，燥热在上焦，饮水多但不多食，小便清利，大便如常；中消为热在中焦胃腑，多饮多食，消谷善饥，小便黄。刘完素针对中消提出的治法是下法，而且下至不欲饮食为度；肾消则"初发为膏淋，下如膏油之状"久则发为肾精亏虚之证。刘完素首次提出了上消、中消的说法，为后世三消理论的提出奠定了基础。

(二)《三消论》对消渴病病机的认识

刘完素还著有《三消论》，收录在《儒门事亲》中，辨证论治重视清热润燥的治法。

《三消论》作为中医文献中的经典之作，对消渴病的病机进行了深入探讨。该理论认为，消渴病的发生与体内津液代谢失衡有关。具体而言，消渴病患者多因脾胃湿热、气阴两虚等因素导致津液输布异常，进而引发口渴多饮、小便频数等症状。同时，《三消论》还指出，消渴病的发展过程中，瘀血、痰浊等病理因素亦起到重要作用，可进一步加重病情。《三消论》云："治消渴者补肾水阴寒之虚，而泻心火阳热之实，除胃肠燥热之甚，济一身津液之衰，使道路散而不结，津液生而不枯，气血利而不涩，则病自已矣。"他提出，消渴病因多由饮食、情志、大病久病后机体阴阳出现偏衰导致。并将六气理论引入到对消渴病机的解释中，认为天有六气，人体中也存在六气，分属于五脏和胆之中。正常情况下，五气、五味对其所对应的五脏有补养的作用，当五气五味出现太过或不及时就会伤及本脏，引发脏腑的疾病，而脏腑的病理变化会进一步导致五气五味的偏颇。刘完素还提出，"三消者，燥热一也""本湿寒之阴气极衰，燥热之阳气太甚"是消渴发病的根本原因。治宜养阴清热，方用白虎汤、大小承气汤、宣明黄芪汤、神白散等。

七、《丹溪心法》开启了对消渴病进行脏腑辨证的先河

《丹溪心法》是一本非常重要的中医典籍，它在对消渴病的脏腑辨证方面有着开创性的贡献。在这本书中，作者对消渴病的病因、病机及治疗方法进行了深入的探讨，为后世的中医临床治疗提供了重要的理论依据。脏腑辨证是中医临床的一种重要辨证方法，通过对患者脏腑功能状况的辨析，确定疾病的病位、病性，从而制订出相应的治疗方案。在《丹溪心法》之前，虽然中医已经有了对消渴病的一些认识，但还没有人系统地对其进行脏腑辨证的探讨。书中提出了"肾虚致渴"的观点，认为消渴病的根本原因是肾虚，而其他脏腑的失调则是其诱因。这一观

点在后来的中医临床实践中得到了广泛的认可和应用。此外，《丹溪心法》还提出了一些治疗消渴病的方法，包括饮食调理、药物治疗等，其中药物治疗方面提到了使用人参、黄芪等补益类药物来调理身体，以改善消渴症状。这些治疗方法为后世的中医临床治疗提供了有益的借鉴。

朱丹溪在《丹溪心法·消渴》中明确提出了上、中、下三消的概念，这种分类方法一直沿用至今，且将三消与病位一一对应，指出："上消者，肺也，多饮水而少食，大小便如常；中消者，胃也，多饮水而小便赤黄；下消者，肾也，小便浊淋如膏之状，面黑而瘦。"这种将三消病位明确定位肺胃肾的理论开启了后世医家对消渴病进行脏腑辨证的先河。在治疗上，《丹溪心法·消渴》曰："消渴，养肺、降火、生血为主。"并且指出"三消皆禁用半夏"以及"天花粉，消渴神药也"，提出了上消治宜"养肺"，中消治宜"降火"，下消治宜"生血"。在用药方面，则认为天花粉是治疗消渴的神药，而所有消渴患者无论何种类型都应禁用半夏。

第二节　常用单味降糖中药及有效成分研究举例

在中医领域，有许多单味中药被认为具有降血糖的功效，这些中药的有效成分各不相同，但都致力于调节血糖水平。这些中药的有效成分各具特色，都能从不同角度帮助调节血糖水平。本节挑选具有代表性的、研究比较充分的单味降糖中药举例进行论述。

一、人参

《神农本草经》中记载人参味甘，微寒，称其"主补五脏，安精神，定魂魄，止惊悸，除邪气"。《伤寒论》中描述了外感邪气入里，消耗津液之后气阴两伤的表现，"伤寒无大热，口燥渴，心烦，背微恶寒者，白虎加人参汤主之"，这是系统运用养阴益气法治疗消渴的最早记载。小柴胡汤后注"若渴者，去半夏，加人参合前成四两半、瓜蒌根四两"；桂枝汤，发汗伤阴后"身疼痛，脉沉迟者，桂枝加芍药生姜各一两人参三两新加汤主治主之。"皆用加入人参益气养阴。张仲景亦用白虎加人参汤治疗内伤消渴，如《金匮要略·消渴小便不利淋病脉证并治》云："渴欲饮水，口舌燥者，白虎加人参汤主之。"现代药理学研究表明，人参干预2型糖尿病具有多途径、多靶点、低不良反应等优点，其提取物及皂苷类成分如人参多糖、人参皂苷、人参多肽等均可起到一定的降糖作用。人参提取物及皂苷类成分可上调蛋白激酶B（PKB）和胰岛素受体底物-1（IRS-1）的磷酸化，减轻胰岛β细胞功能障碍，增强胰岛素敏感性；上调肌肉中葡萄糖转运蛋白（GLUT）-1和GLUT-4的表达，增加骨骼肌对循环系统葡萄糖的摄取量；增加肝脏中GLUT-2和GLUT-4的表达，抑制糖异生等作用，共同起到降低糖尿病模型动物空腹血糖，增加葡萄糖耐量的作用。同时还可以调节脂质代谢，纠正肠道菌群紊乱，减轻外周组织氧化应激和炎症反应，增强胰岛素敏感性。

二、黄连

《神农本草经》中记载黄连味苦，寒，称其"主热气目痛，眦伤泣出，明目，肠澼，腹痛，下利，妇人阴中肿痛"。消渴病阴虚为本，燥热为标，黄连的苦寒之性可以很好地针对消渴病"燥热"的病机特点，除热气以存津液，达到改善糖尿病的目的。《兰室秘藏》所载消渴七方中，黄连得到了广泛的应用，临床上使用黄连降血糖，疗效确切。以黄连为君药的黄连解毒汤、黄连温胆汤可以有效降低2型糖尿病出现的血管内皮损伤，改善胰岛素抵抗。蔡然通过网络药理学研究发现，黄连预防改善2型糖尿病的潜在活性成分高达10种，潜在靶点90余个，主要通过小檗碱、黄连多糖、黄连碱、黄连素等有效成分发挥降糖作用。值得一提的是，从中药黄连中提取的单体黄连素，可通过抑制线粒体的功能、加速糖原分解、抑制α-糖苷酶活性来抑制肠道对葡萄糖的吸收利用、激活AMPK信号通路、修复胰岛β细胞功能等方式发挥提高胰岛素敏感性的作用。

三、生地黄

地黄最早记载于《神农本草经》，味甘、寒，"主折跌绝筋，伤中，逐血痹，填骨髓，长肌肉，作汤除寒热，积聚，除痹，生者尤良。"被列为上品。生地黄是玄参科地黄属植物地黄的新鲜或干燥的块根，临床用药有生熟地之分，功效各有不同。生地黄侧重清热、凉血、生津，熟地黄则长于滋阴养血。正如上文对黄连的介绍，生地黄的苦寒之性可以很好地针对消渴病"阴虚"的病机特点，养阴液以除燥热，达到改善糖尿病的目的。《金匮要略》中记载的肾气丸，主要成分之一就是干地黄。现代药理学研究表明，地黄的主要活性成分环烯醚萜苷、地黄多糖、二苯乙烯苷等，均有显著的降糖作用。环烯醚萜苷具有广泛的抗炎、抗凋亡作用，常被用来退热、降血糖、活血，可有效降低空腹血糖、血清甘油三酯，增加高密度脂蛋白含量，改善糖尿病肾损害。地黄多糖与罗格列酮有类似的降糖作用，可上调糖尿病模型动物GLUT-4的转录表达水平，激活PPAR-γ信号通路，改善胰岛素抵抗。二苯乙烯苷减轻了高糖环境下引起的氧化应激反应，对周围组织起到了一定的保护作用。

四、黄芪

《神农本草经》中记载黄芪味甘，微温，称其"主痈疽，久败疮，排脓，止痛，大风癞疾，五痔，鼠瘘，补虚"。现代生物学研究表明，黄芪可清除氧自由基，提高机体抗氧化能力，维持胰岛β细胞结构，保护其分泌胰岛素的功能，从而保证胰岛素发挥正常的作用。黄芪的有效成分有黄芪多糖、黄芪皂苷、黄酮类等，可作用于胰岛、脂肪、肝脏、骨骼肌等组织，多途径、多靶点、多信号通路发挥作用，还可以调节肠道菌群来改善肠道微环境，以调节血糖。黄芪多糖能减轻糖尿病过程中的内质网应激反应从而减轻非酒精性脂肪性肝病（NAFLD）程度，黄芪的有效成分还能促进体外培养的脂肪细胞分泌脂联素，磷酸化激活AMPKα，下调解偶联蛋白（UCPs）水平来提高胰岛素敏感性，改善胰岛素抵抗。

五、丹参

《神农本草经》中记载丹参味苦，微寒，称其"主心腹邪气，肠鸣幽幽如走水，寒热，积聚，破癥除瘕，止烦满，益气"。具有化瘀凉血，宁心安神之效，临床上多用于心脑血管疾病辨证属瘀血阻滞证的治疗。消渴日久，耗伤阴液，损伤脉络，导致瘀血的出现，而瘀血又会反过来影响气机的运行，导致消渴症状的进一步加重。消渴日久，脉络瘀阻，又会导致各类并发症的出现。研究表明，丹参及其有效成分：丹参酮A，丹参酮B，隐丹参酮，总多酚酸等在各种糖尿病动物模型中均表现出了改善糖代谢的潜力。糖尿病患者患心脑血管疾病的风险大大增加，丹参可控制糖尿病患者血压，改善脂质代谢，增加血管舒张，抑制内皮细胞凋亡。丹参酚酸B可减少线粒体的ROS反应，降低线粒体自噬，发挥高糖环境下内皮细胞功能的保护作用。还可抑制心肌成纤维细胞中肿瘤坏死因子（TGF）–β1/Smad信号通路，降低高糖介导的胶原合成，促进糖尿病心肌病血管生成，减轻心脏纤维化和心脏重构。

六、山茱萸

《神农本草经》中记载山茱萸味酸，平，"主心下邪气，寒热，温中，逐寒湿痹。"山茱萸入肝肾二经，兼具阴阳二性，既可补益肝肾以收涩精气，又能温中健脾补虚损。中医认为，消渴的发生，多与肾气虚而不能固摄有关，故治疗消渴可选山茱萸以温中、收涩，如崔氏八味丸。药理研究显示，山茱萸中的环烯醚萜总苷、熊果酸、齐墩果酸等均具有良好的调节糖代谢的作用，熊果酸对正常小鼠的血糖无明显影响，但能够降低糖尿病模型动物的空腹血糖水平、血小板聚集性和全血黏度，山茱萸的乙醚提取物还具有明显的降低尿糖的作用。

第三节 现代治疗糖尿病的常用方剂及其基础研究举例

中医药在治疗糖尿病及其并发症方面具有其独特的优势，一方面继承了传统的中医理论，又在此基础上蕴含着现代实验研究及临床研究的继承与发扬，在显著改善实验室指标的同时，充分体现了传统中医整体观、辨证论治的指导思想，蕴含着"扶正祛邪""治病求本"的治疗思路。

一、"扶正"兼"祛邪"方剂

（一）参芪复方

参芪复方（人参、黄芪、生地黄、山药、山茱萸、天花粉、丹参、大黄）具有益气养阴、活血化瘀的作用。高泓认为，参芪复方可以改善糖尿病大鼠糖、脂代谢紊乱的状态，减轻胰岛素抵抗（IR），通过抑制血管内皮 PI3K-Akt-eNOS 的表达，减少病理性的血管新生，从而防止糖尿病动脉粥样斑块的形成。张琨认为，参芪复方可通过提高糖尿病大血管损伤 GK 大鼠胸主动脉中 NADPH 氧化酶不同亚基的表达，减少血管内皮 ROS 的生成，来增强糖尿病大鼠血管内皮抗氧化的能力，减轻氧化应激，防治糖尿病动脉硬化。岳宗相发现，参芪复方可以保护血管内皮超微结构，增加内皮细胞内线粒体的合成，减少糖尿病大血管炎大鼠主动脉中 P38MAPK 的蛋白表达，增加 PGC-1 的 mRNA 表达，以起到减轻糖尿病血管内皮损伤的作用。郭宝根通过现代基因芯片技术研究发现，参芪复方改善糖尿病动脉硬化的作用机制涉及多个生物学过程，如细胞定位、胰岛素信号通路、脂肪细胞因子信号通路、蛋氨酸代谢通路、半胱氨酸代谢通路等，还涉及 AMPK、FGFR4 等多种基因，通过多基因、多通路调节，共同起到防止糖尿病动脉血管硬化的作用。除了对大血管的保护作用外，朱海燕还发现，糖尿病大血管病变与骨骼肌病变具有相关性，参芪复方也可通过对 Celsr2、Dlx6as、Ddx39b 等基因调控改善糖尿病状态下 KK-Ay 小鼠骨骼肌细胞的萎缩、炎症、水肿等病理改变。

（二）降糖消渴颗粒

降糖消渴颗粒由地黄、葛根、人参、山茱萸、山药、黄连、肉桂等 10 味中药按照一定比例配伍而成，可健脾益气、养肝益肾，起到肝脾肾三脏同调的作用。

实验发现，降糖消渴颗粒对高脂饲料诱导联合小剂量 STZ 腹腔注射的 2 型糖尿病（T2DM）大鼠以及高脂饲料诱导具有自发性 2 型糖尿病特征的 KK-Ay 小鼠糖脂代谢都具有很好的改善作用，这可能是通过 AMPKα-ACC 信号通路对脂肪酸的合成、氧化进行调控实现的。而降糖消渴颗粒与二甲双胍的联合用药，在改善 T2DM 小鼠糖脂代谢的同时减少用量既可以起到增加胰岛素敏感性的作用，还可以减轻药物对肝脏的损伤，中西药的联合运用具有广阔的前景。赵丹丹通过体外实验发现，棕榈酸诱导产生 IR 的 C2C12 细胞对葡萄糖的消耗较正常骨骼肌细胞显著减少，而在培养基中加入降糖消渴颗粒含药血清可以显著增加 C2C12 细胞对培养基中葡萄糖的摄取和利用，增加葡萄糖向细胞内的转运可能是降糖消渴颗粒含药血清改善 C2C12 细胞的机制之一。方心通过对降糖消渴颗粒中清热燥湿组分小檗碱的体外实验研究发现，小檗碱过量会造成胰岛瘤细胞的凋亡相关蛋白表达增加，抗凋亡基因表达量下调，且具有剂量依赖性，提示黄连单味中药与古籍中记载相同，单用过量易损伤脾阳，而降糖消渴颗粒经过多中心临床实验及大量基础实验研究发现都具有良好的保护胰岛 β 细胞，促进胰岛素分泌，提高组织对胰岛素的敏感性的效果，因此，传统中医方剂的组方配伍具有可靠的中医理论依据和现代基础实验研究依据，其作用的发挥具有综合性，并不是依靠单味中药或单味中药的某种单体来实现的。

（三）糖耐康

糖耐康（组成：人参、夏枯草、女贞子、三百草、番石榴叶等）是养阴益气、清热生津的代表方。贾淑明通过动物实验和体外实验发现，糖耐康可显著改善肥胖型 T2DM 小鼠脂肪组织和 IR 的 3T3-L1 脂肪细胞中炎症相关因子的表达，且能显著降低 Leptin 和 Resistin 的表达，通过调节 PPAR-γ 来调节胰岛素信号通路，此外，还可以在一定程度上起到抗氧化的作用。吴丽丽指出，糖耐康在改善糖尿病并发的肾病，治疗 T2DM 状态下慢性微血管损伤具有显著的疗效，其可能作用机制是通过对 TGF-β1/Smad 信号通路的调节作用上调了 Smad7 的表达，从而减轻了 KK-Ay 小鼠肾脏肾小管上皮细胞转分化（TEMT）过程来实现的。闫小光通过对糖耐康中有效成分番石榴总黄酮的体外实验研究发现，高糖可使 HIT-T15 胰岛细胞发生 IR，而番石榴总黄酮可通过上调胰岛素受体的表达来改善 IR 状态，促进胰岛素的分泌，起到了胰岛素促泌剂的作用。

（四）肾康丸

肾康丸（组成：黄芪、芡实、金樱子、水蛭、益母草等）可益气健脾、补肾固涩、利尿消肿兼活血通络，对于糖尿病肾病具有标本兼治之功。梁炜发现，TGF-β1 通过 est-1 调控的 miR-192 的表达在糖尿病肾损害中发挥着重要作用。肾康丸一方面可通过促进胰岛素分泌，降低胰高血糖素的分泌，调节糖尿病大鼠血糖、血脂，还可以减少糖尿病大鼠蛋白尿，减低血清肌酐、尿素氮含量以改善糖尿病肾脏损伤；另一方面则通过抑制 miR-192 和 TGF-β1 的活性，减少细胞外基质（ECM）分泌及基因合成。

（五）益气养阴活血方

益气养阴活血方是针对糖尿病肾病气虚、阴虚、血瘀特点的有效方剂。陈菲菲使用高糖体外刺激大鼠肾脏系膜细胞造成糖尿病肾脏损伤模型，经治疗后发现，益气活血方可抑制早期肾脏系膜细胞的增殖及 ERK 信号通路的激活和其下游产物的表达；且临床研究也发现益气活血方可改善糖尿病肾病患者蛋白尿的进展，改善肾功能，防治糖尿病肾损伤。此外，益气养阴活血方还可以用于糖尿病视网膜病变及周围神经病变的治疗。

（六）益糖康

益糖康是根据"脾虚致消"理论创制的代表性中药复方。以健脾益气、清热养阴、活血化瘀为主要治法。方中以黄芪、红参补益中气之不足，茯苓、白术在补脾益气的同时祛湿化痰，黄精、枸杞子、葛根、五味子四药共奏养阴生津止渴之效，在此基础上，补中蕴泻，大黄、黄芩、黄柏清热燥湿以泻火，丹参、三七活血化瘀以除滞，诸药配伍，健脾益气养阴以治本，清热活血化瘀以治标，共同起到标本同治的作用。基础实验表明，益糖康可以调控 PI3K/Akt/FoxO1 信号通路，抑制 2 型糖尿病大鼠肝脏的糖异生过程，改善糖脂代谢；激活 PI3K/Akt 和 AMPK 信号通路改善胰岛素抵抗，降低冠状动脉中 Toll 样受体（TLR）-4 和 NF-κB 的表达以减轻糖尿病冠状动脉损伤；调节胰高血糖素样肽（GLP）-1 分泌、减轻氧化应激以改善胰岛功能，减轻胰岛素抵抗状态下靶器官的损伤。

二、"祛邪"兼"扶正"方剂

（一）柴黄益肾颗粒

柴黄益肾颗粒（柴胡、黄芪、当归、穿山甲、猪苓、水蛭、石韦）是立足于"乙癸同源"理论用于治疗糖尿病合并肝肾损伤的代表方，有疏肝理气，益肾消肿，化瘀清热之效。韩文兵认为，糖尿病状态下肝、肾的微血管缺氧、增厚及细胞内线粒体的损伤是并发肝、肾纤维化的重要因素。柴黄益肾颗粒可以改善糖尿病患者机体的高凝状态，增加抗氧化能力，减少蛋白尿及肾间质胶原增生以起到保护肾脏的作用。在保护肝脏方面，一方面可以减轻肝脏炎症，降低肝脏转氨酶水平，另一方面可以通过下调肝脏中 TGF-β1 和 GLUT-1 的表达量来减少高糖状态下细胞对葡萄糖的过度摄取，减少星状细胞 ECM 的分泌以阻止肝纤维化进程。

（二）活血降糖饮

活血降糖饮（组成：黄芪、生地黄、丹参等 16 味）是治疗糖尿病合并血瘀证的中药复方。刘德亮认为，T2DM 患者有血瘀证和非血瘀证之分。通过临床上对这两种证型患者的各项指标发现，两种证型患者的游离脂肪酸（FFA）存在差异性，主要以饱和脂肪酸为主，这属于中医中的"脂毒"，而这种脂毒性在血瘀型 T2DM 患者中更为常见，此类患者会合并严重的脂代谢障碍，瘀血和脂毒是糖尿病及其并发症的危险因素。实验研究发现，活血降糖饮可通过上调促凋亡基因的表达抗脂毒作用下胰岛 β 细胞的凋亡，还可通过 GLP-1、GLUT-4 调节肝脏和脂肪组织对葡萄糖的摄取和利用，改善 IR。

（三）加味五苓散

糖尿病神经源性膀胱功能障碍是糖尿病的常见并发症之一，主要是由于高糖状态下导致的膀胱黏膜、肌层、血管、神经功能障碍。目前主要对其进行对症治疗，尚无很好的解决方案。五苓散是张仲景《伤寒论》中用于治疗膀胱气化不利所致下焦蓄水证的名方，可温阳化气行水，对肾阳虚衰导致的膀胱气化不利疗效确切。刘煜洲认为，五苓散对于人体水液代谢具有双向良性调节作用，加味五苓散在降低糖尿病大鼠血糖的同时对尿动力学及膀胱组织形态学变化也具有明显的改善作用，其提高膀胱逼尿肌的作用可能是通过下调 ROCK 中相应蛋白的表达实现的。

（四）加味黄连温胆汤

肥胖和胰岛素抵抗是糖尿病的危险因素，田奕给予高脂饲料诱发 IR 大鼠加味黄连温胆汤治疗后发现，此方剂可显著减轻大鼠体重、腰围及脂肪脏器指数，抑制 IR 状态下脂质的异位沉积，还可通过增加 PPAR-γ，脂联素（APN）表达来降低 FFA、三酰甘油（TAG）水平改善脂质代谢紊乱，缓解胰岛素抵抗，维持血管内皮功能的正常，起到预防糖尿病的作用。

三、"祛邪"为主方剂

（一）抵挡汤

抵挡汤（组成：水蛭、虻虫、桃仁、大黄）为张仲景《伤寒论》中经方，用于治疗下焦蓄血证，具有破血逐瘀之效。李春深研究发现，抵挡汤可以用于治疗糖尿病并发视网膜损伤。通过观察糖尿病大鼠视网膜 HE 染色切片发现，视网膜正常超微结构遭到破坏，细胞水肿、变形且突出于内界膜，经抵挡汤治疗后可以显著改善其病变程度，且抵挡汤可显著下调视网膜内血管内皮生长因子（VEGF）、TGF-β1、蛋白激酶 C（PKC）和黏附因子细胞间黏附分子（ICAM）-1、血管细胞黏附分子（VCAM）-1 的表达，改善视网膜炎症状态。为临床治疗糖尿病视网膜病变提供了新思路。

（二）葛根芩连汤

葛根芩连汤是《伤寒论》中经典方剂，仝小林发现其在临床治疗糖尿病方面效果显著，可不同剂量对于糖尿病不同症状的改善具有差异性，临床应随症施治。陈欣燕指出，中医药的整体观和以人为本的治疗模式对治疗糖尿病、冠心病等慢性病具有独特优势，治疗药物剂量和种类需跟随病程、病情的变化随时调整。葛根芩连汤在治疗糖尿病过程中根据"指征""时机/拐点"随症施量明显优于不随症施量，且安全性更佳，验证了中医药量效关系研究。

（三）桃核承气汤和降糖三黄片

桃核承气汤亦是《伤寒论》经方，降糖三黄片是广州中医药大学伤寒教研室团队以桃核承气汤加黄芪、增液汤而成，加强了桃核承气汤养阴清热之功。吴浩祥认为糖尿病与代谢综合征的中医辨证差异性并不显著，两者均以气阴两虚为主证型，糖尿病患者更易出现阴虚、血瘀，而桃核承气汤具有益气养阴、泻热逐瘀之效，对T2DM大鼠血糖、血脂具有明显的改善作用，还可以降低血清胰岛素，提高胰岛素敏感性，改善胰岛素抵抗，除此之外，可以改善T2DM大鼠瘦素抵抗，降低血清瘦素水平。李赛美通过对桃核承气汤不同剂量、不同配伍组方研究发现，桃核承气汤中活血组方可有效降低糖尿病模型细胞ET-1、PAI-1、ICAM-1含量，改善血管内皮作用最为突出，与罗格列酮的改善作用存在互补性。降糖三黄片可抑制胰岛β细胞凋亡基因的表达，降低NF-κB水平，从而抑制胰岛细胞凋亡，还可用于治疗糖尿病合并冠心病，改进血压、血糖、糖化血红蛋白，改善心脏功能。此外，桃核承气汤对糖尿病大鼠心肌细胞损伤及心肌纤维化也有很好的改善作用，可以对糖尿病心脏损伤起到一定的防治作用。

（四）代综方

代综方化裁自《伤寒论》小陷胸汤，由黄连、枳实、法半夏、瓜蒌、肉桂、红曲组成，具清热化痰开结之效，临床常用于治疗痰热中阻型代谢综合征，具有降低体重，改善血糖、血脂水平等作用。动物实验研究发现，代综方可激活db/db小鼠肝脏和骨骼肌中AMPK通路，从而减轻胰岛素抵抗。细胞实验方面，代综方可抑制3T3-L1脂肪细胞的肥大，调节脂质合成与分解，通过PKA通路，上调糖原合成关键蛋白Gys2、Ppp1r3c表达以增加糖原合成，促进白色脂肪细胞的棕色化，从而提高机体能量代谢水平。

（五）白虎二地汤

白虎二地汤由生石膏、知母、地锦草、地骨皮、黄连、鬼箭羽6味药组方，是根据2型糖尿病患者的临床表现特点而设，针对燥热瘀结的主要病机，治以清热润燥、活血生津。实验室研究表明，白虎二地汤可以显著降低饮食合并低剂量 STZ 诱导的 2 型糖尿病大鼠 FBG 水平，降低 TNF-α、IL-6 等炎性因子的表达，除此之外，还可以提高骨骼肌中 PI3Kp85 的蛋白表达，降低 IRS-1 的蛋白表达，从而减弱外周组织的胰岛素抵抗。临床应用白虎二地汤治疗 2 型糖尿病，也可以有效改善患者口干、乏力等症状，降低患者 FBG 和血清炎性因子的表达水平。

第四节　中医治疗糖尿病的总结与展望

一、中医药治疗糖尿病的优势

中医药治疗糖尿病是从整体出发，调节全身机能，而非仅仅针对某一个症状或某一个环节。通过全面调理，可以有效地改善患者的整体健康状况。中医药对于糖尿病的并发症也有很好的治疗效果。例如，对于糖尿病视网膜病变、肾脏病变、神经病变等，中医药通过辨证施治，采用活血化瘀、养阴益肾等治疗原则，能够有效地控制病情发展，减轻症状，提高患者的生活质量。中医药治疗糖尿病注重个体化，根据患者的具体情况制订治疗方案。通过中药、针灸、推拿等综合治疗方法，可以有效地改善患者的症状，提高生活质量。除此之外，中医药在预防糖尿病方面也具有一定的作用。通过调理饮食、运动等生活方式，配合中医药的治疗，可以有效地降低糖尿病的发病率。

除上述提到的方剂外，常用的方剂还有降糖补肾方、糖毒清、糖心宁、血糖宁、糖微康胶囊等。中医药在治疗糖尿病及其并发症方面既有传统中医理论支持，又有现代实验研究及临床研究的继承与发扬，不仅对实验室指标有显著改善，对糖尿病患者临床症状及整体状况也有一定的改善，充分体现了"扶正祛邪"的特点。随着对糖尿病发病机制的不断深入研究，学者们越来越注重中医药对糖尿病前期及其并发症的控制上，这是中医药干预糖尿病的优势所在，在提高人们生活质量，降低糖尿病致残率、致死率方面意义重大。

二、中医复方治疗糖尿病的不足

复方虽具有不可替代的优势，但在研究过程中尚存在一定问题：第一，无法制造出完全符合人类糖尿病发病原因的实验动物模型。这也是学者们一直在探索的问题，现存的常用实验动物糖尿病模型多从高糖高脂饮食诱导及破坏胰岛 β 细胞功能出发，与人类发病机制并不完全一致，由于条件所限，忽略了情志因素在人类疾病发生中的重要作用。第二，复方的使用是中医的优势也是研究的劣势。中医复方是基于对人类发病及病情变化的复杂认识所制订的方剂，具有"一人一方"的特点，可以更具针对性地治疗疾病，从整体调节机体阴阳失衡的状态，以求速效；可复方成分多样，难以完全确定药物有效成分，且药物之间存在着复杂多变的配伍关系，计量因素也会影响药物的治疗效果，这些都对基础实验研究从分子生物学角度和分子遗传学角度探讨中医药治疗糖尿病的可能机制设下了障碍，如何突破这些研究的瓶颈仍需学者们共同努力。

第二章
非酒精性脂肪性肝病与 2 型糖尿病发病相关性研究进展

第一节　糖尿病、非酒精性脂肪性肝病与胰岛素抵抗的关系

糖尿病（DM）是全球范围内最常见的内分泌代谢性疾病之一，患者人数每年都以指数方式快速增长，不仅给社会带来巨大的医疗压力，也严重降低了人们的生活质量。

一、胰岛素抵抗是 2 型糖尿病的关键机制

在糖尿患者群中，2 型糖尿病（T2DM）患患者数高达 90%，可并发心脑血管、肝脏、肾脏及视网膜等重要脏器的病变。胰岛素抵抗（IR）是 T2DM 发生发展的关键机制之一。

二、肝脏是胰岛素作用的主要靶器官

肝脏是胰岛素发挥作用的主要靶器官，在维持机体葡萄糖稳态、脂质代谢平衡方面起着非常重要的作用。在葡萄糖稳态方面，肝脏一方面受胰岛素/胰高血糖素调控，通过进食/禁食周期，调控葡萄糖的消耗与储存；另一方面，肝细胞拥有多条由酶和转录因子介导的葡萄糖感应系统，根据体内葡萄糖含量的变化调节肝

脏对葡萄糖的利用率；除此之外，肝细胞内的大量细胞器，可扮演能量感受器和胰岛素信号通路调节器的角色，参与机体葡萄糖稳态的调控。在脂质代谢方面，由饮食摄入的脂类以乳糜微粒的形式进入肝细胞，在肝脏脂肪酶的作用下合成脂肪酸、胆固醇、磷脂等供机体利用；另有部分葡萄糖可通过转化为乙酰辅酶 A 进一步合成脂肪酸；肝脏还可通过脂质从头合成作用，将从膳食中获取的碳水化合物合成三酰甘油（TAG）。当肝脏发生 IR 时，胰岛素无法发挥正常的生物学效应，肝脏调节糖脂功能异常，机体出现糖脂代谢紊乱。组织层面，肝糖原分解增多、合成能力下降，糖异生作用增强，两者共同造成肝脏释放大量葡萄糖入血，血糖升高；而肝脏脂质从头合成作用增强则导致肝脏利用糖类合成 TAG 增加，当超过自身对其的分解时，脂质就会沉积在肝脏中。而肝脏内脂质的积累反过来进一步加剧肝脏 IR，代谢紊乱加剧。

三、胰岛素抵抗是肝损伤的首要的危险因素

非酒精性脂肪性肝病（NAFLD）是指除却酒精、自身免疫性肝病和其他明确的可致肝损害的因素，肝脏内出现的一种弥漫的脂肪变为主的病理综合征，其诊断标准为细胞质内脂滴含量超过肝细胞总量的 5% 或三酰甘油（TAG）水平比健康成年人高 95%。NAFLD 是一种常见肝病，患者早期常无明显症状，实验室检查可见肝细胞内大量脂肪酸的聚集，称为肝脏的脂肪性变；随着病程的发展，炎细胞渗入肝组织内破坏正常肝细胞，可进一步发展为非酒精性脂肪性肝炎（NASH），在 NAFLD 的后期，肝脏超微结构不可逆的破坏引发肝脏内大量瘢痕组织的形成，最后发展为肝硬化。NAFLD 常伴随糖尿病而发，调查显示，70% 糖尿病患者合并有 NAFLD，而在没有任何临床症状且肝功能正常的 T2DM 人群中，大约 20% 患者肝脏活检显示其患有 NASH，合并肝硬化的患者所占的比例则为 5%～7%。大量临床及实验研究表明，在所有肝脏疾病，如酒精性脂肪性肝炎、NAFLD、NASH、慢性病毒性肝炎抑或肝细胞癌，IR 都被认为是首要的危险因素和发病标志，可导致机体糖脂代谢的改变，肝细胞对 TAG 的摄取量增加，大量 TAG 在肝脏内堆积形

成脂肪肝，导致的肝脏炎症及肝坏死的发生，氧化应激、内质网应激（ERS）和大量细胞因子参与了 NAFLD 发生发展的全过程。

第二节　NAFLD 的病理机制

目前公认的 NAFLD 的发病机制为"二次打击"学说。除此之外，学者们认为胆汁酸和肠道菌群在 NAFLD 及其他疾病的病理演变过程中也扮演者重要的角色。

一、TAG 积累导致 NAFLD 发生

肝脏中 TAG 的积累有三条途径：59% 来源于循环系统中的游离脂肪酸（FFA）；26% 来源于脂质的从头合成作用；14% 来源于日常饮食。FFA 通过肝门静脉进入肝脏后，可用于：①β氧化；②通过再酯化反应形成 TAG 以极低密度脂蛋白的形式输出；③再酯化形成 TAG 储存在肝脏内。而脂质的从头合成作用则主要有两种方式：①通过酯化作用将摄入的脂肪酸转化为 TAG；②通过糖类和蛋白质的代谢作用合成 TAG。而肝脏对 TAG 的消耗作用主要是通过脂肪酸氧化（FAO）来分解 TAG 或将其以极低密度脂蛋白（VLDL）的形式输出的。FAO 是肝脏获取能量用于代谢的主要途径，也是肝脏发生脂肪性变的主要原因。在高胰岛素血症或 IR 状态下，脂质从头合成作用增强，糖类可凭借脂质从头合成作用转化成脂滴，这也是造成肝脏内脂质沉积的重要原因之一。糖异生作用在 NAFLD 患者中有所增强，这除了为脂质从头合成作用提供充足的底物外，肝内葡萄糖、糖酵解产物和酮酸盐含量的升高生成大量乙酰辅酶 A，为了阻止过多的乙酰辅酶 A 进入三羧酸循环，肝脏加速了乙酰辅酶 A 向丙二酰辅酶转化。以上过程都促进了肝脏脂肪性变的产生。约 23% 的脂肪肝会发展成脂肪性肝炎，其原因并不明确，但常引发后续疾病的发生且预后不良。氧化应激、线粒体功能紊乱和循环细胞因子都可介导肝脏由单纯脂肪性变向 NASH 甚至纤维化发展。最后，肝细胞再生的失败作为对肝脏的又一次打击，进一步导致纤维化的发生。

二、IR 与 NAFLD 的发病密切相关

尽管有些数据表明在没有 IR 的情况下，特别是在编码马铃薯蛋白样磷酸酯酶 3 的 PNPLA3 基因的单核苷酸具有多态性的个体中，肝脏也会出现脂肪变性，现在仍普遍认为，肝脏、脂肪组织和骨骼肌组织的 IR 与 NAFLD 的发病机制有着紧密的关系。IR 和高胰岛素血症都会引起肝损伤，T2DM 患者补充外源性胰岛素有利于控制病情。对于口服降糖药物血糖仍控制不佳的患者，甘精胰岛素注射治疗 12 周可以有效降低肝脏内脂肪含量。尽管体外研究显示，胰岛素可促进脂质合成，减少脂质氧化作用，在体实验则表明，TAG 分泌增多，肝脏胰岛素敏感性增强，糖异生的减少等作用均可减少脂肪在肝脏的沉积。目前，胰岛素仍旧是糖尿病患者特别是并发 NAFLD 的患者控制血糖最有效的药物。相比较而言，大家对糖尿病合并严重肝脏疾病患者口服降糖药的安全性方面的研究很少，关注点集中在服用降糖药后的增重和在控制血糖时不能与胰岛素注射叠加使用等方面。

我们可以通过测量肥胖人群肌肉和肝脏中脂质含量来区分他们是否属于 IR 人群。给予大鼠或小鼠 3 天高脂饮食（HFD），在未形成肥胖时即可诱导出肝脏的脂肪变性和 IR。除此之外，受试大鼠肝脏中二酰甘油（DAG）增多，这可能与肝脏中高表达的 PKCε 被激活有关。这个过程中伴随着胰岛素受体底物 2（IRS-2）磷酸化程度减低，肝糖原合成及肝脏葡萄糖生成的减少。事实证明，肝脏 IR 的出现先于全身 IR，炎症或体内脂肪组织的大量堆积是产生 DAG-PKC 介导的肝脏 IR 的首要因素。PKCε 在肝脏 IR 中起着非常重要的作用，给予沉默 PKCε 表达的大鼠或 PKCε 基因敲除小鼠（KO）高脂饮食后，它们的肝脏只会出现脂肪变性，不会出现 IR。

三、ERS 阻碍肝脏脂质正常代谢

对于哺乳动物而言，ERS 和未折叠蛋白反应（UPR）是由三种跨膜蛋白介导的：双链 RNA 依赖的内质网激酶样的蛋白激酶（RNA-PERK）、激活转录因子 6

（ATF6）、内质网膜蛋白肌醇需求酶 1α（IRE1α）。在生理情况或静息状态下，这些跨膜蛋白与调节因子免疫球蛋白重链结合蛋白/糖调节蛋白 78（Bip/GRP78）结合处于失活状态，在内质网应激条件下，GRP78 与这三种压力感受器解离后与未折叠蛋白结合，激活 PERK、IRE1α、ATF6，三条膜蛋白通路被激活后的作用各有其特点又相互重叠。PERK 激活后磷酸化激活真核细胞起始转录因子 2α（eIF2α），减少细胞内的翻译作用，蛋白质生成减少，同时使 UPR 依赖性基因如激活转录因子 4（ATF4）翻译增加，而 ATF4 可以激活下游的 C/EBP 同源蛋白（CHOP）。GADD34 和 ATF4 表达增加，又会使 eIF2α 去磷酸化，恢复细胞内被抑制的翻译作用。PERK 还可以磷酸化激活 Nrf2，诱导抗氧化反应元件的表达，以减轻氧化应激反应，防治细胞在内质网应激中死亡。IRE1α 的激活则可以促进 X 盒结合蛋白 1（XBP1）mRNA 的剪切作用，并促进内质网降解相关蛋白的表达。ATF6 激活后从内质网膜中释放入胞浆，异位至高尔基体，经处理后进入细胞核，影响 XBP1 的转录。

　　肝脏脂质代谢受多种转录因子和核受体的调节，固醇调节元件结合蛋白（SREBP）是体内脂质代谢平衡的关键调节器，在脂质合成方面也扮演着重要的角色。它由多种不同的亚型，SREBP-1 主要调控脂肪酸和三酰甘油的代谢，而 SREBP-2 则主要负责胆固醇代谢和低密度脂蛋白受体的表达。SREBP 在内质网内与 SREBP 裂解激活蛋白（SCAP），胰岛素调节蛋白（Insig）以复合体的形式存在，Insig 可以使 SCAP-SREBP 聚合物滞留在内质网腔内保持未激活状态。当胆固醇水平降低时，Insig 与 SCAP 分离，使 SCAP-SREBP 异位至高尔基体，激活后的 SREBP 进入细胞核内调控多种脂质代谢相关基因的表达。在培养小鼠的原代细胞时发现，无论何种形式激活的内质网应激反应都可以在没有胰岛素刺激的情况下使 SREBP-1c 基因快速表达。内质网应激反应还可以大量表达 Insig1 来激活 SREBP，减少肝脏脂质合成，脂质合成相关转录因子（ChREBP）表达也有所提高。

（一）ERS 信号通路

　　长期的内质网应激引发脂质代谢调节作用的异常，有研究表明，饱和脂肪酸和胆固醇可引发肝细胞、脂肪细胞、巨噬细胞的内质网应激反应，破坏正常脂质代谢作用。内质网应激反应中的多个环节都在调节脂质代谢过程中起着非常重要的作用。

1. PERK-ATF4 信号转导通路

PERK-eIF2α-ATF4 通路调控脂质生成和肝脏脂肪变性。有学者报道称抗精神病药物可通过激活 PERK-peIF2α 信号通路活化肝细胞内的 SREBP-1c 和 SREBP-2，增加细胞内的脂质堆积。高表达 GADD34 可以降低高脂诱导的 GADD34 转基因小鼠肝脏脂肪变性的程度。eIF2α 磷酸化的减少可以降低过氧化物酶增殖物激活受体 -γ（PPAR-γ）和其上游调节转录因子 CCAAT 增强结合蛋白 α/β（C/EBPα, C/EBPβ）的表达。eIF2α 的磷酸化激活可上调 ATF4 的表达，特异性敲除小鼠 ATF4 后给予高脂饮食，小鼠不会被诱导出肥胖、高脂血症和脂肪肝；ATF4 的缺失大大降低了肝脏和白色脂肪组织中脂肪合成酶如 PPAR-γ、SREBP-1c、乙酰辅酶 A 羧化酶（ACC）和脂肪酸合成酶（FAS）的表达。

2. IRE1α-XBP1 信号转导通路

IRE1α-XBP1 信号转导通路是在内质网应激状态下维持脂质代谢平衡的关键信号通路。特异性敲除小鼠肝脏 IRE1α 后发现小鼠肝脏脂质沉积增多，血浆中脂质含量减少，这是由于参与三酰甘油生物合成的相关酶类和关键因子如 C/EBPβ、C/EBPδ、PPAR-γ 的表达被改变了，此外，IRE1α 还参与了载脂蛋白 B 的合成过程。这些结果表明，IRE1α 作为未折叠蛋白反应的感受器之一抑制了脂质在肝脏的堆积，特别是在内质网应激情况下。尽管 IRE1α 可起到减少肝脏脂质堆积的作用，敲除 IRE1α 亦可以把未折叠蛋白反应控制在较低水平，从而防止内质网应激的出现。破坏 XBP1 的信号传导可以抑制小鼠肝脏的脂质从头合成作用，显著降低血浆三酰甘油、胆固醇和脂肪酸的水平。

IRE1α-XBP1 信号通路在调节肝脏极低密度脂蛋白的合成和分泌上也具有重要作用，它可以诱导二硫键异构酶的表达从而提高三酰甘油微粒体转运蛋白（MTP）的活性。XBP1 通过直接与促进脂质合成的基因如 SCD1，DGAT2 和 ACC2 等结合的方式来激活其转录，起到调节肝细胞脂质合成的作用。敲除小鼠 XBP1 可削弱肝脏的脂质从头合成作用。目前有学者提出，未折叠蛋白反应的 IRE1α-XBP1 通路通过调节纤维生长因子 21（FGF21）的表达抵消了内质网应激引起的肝脏脂肪性变。

也有研究认为 FGF21 是受 ATF4-CHOP 机制调节来发挥作用的。

3. ATF6 信号转导通路

ATF6 信号通路与应激诱导的脂质积累有关。ATF6 和 SREBP 在高尔基体内被相同的蛋白酶激活。一项关于 ATF6 活性和 SREBP-2 介导的脂质合成的研究发现，过表达 ATF6 可抑制 SREBP-2 调节的脂质合成基因的转录，减少脂质堆积，用 GRP78/BiP 阻断 ATF6 可以逆转这一过程。在内质网应激状态下，特异性敲除 ATF6α 可阻断肝脏脂肪酸 β 氧化，减少极低密度脂蛋白的合成，刺激脂滴形成，最终导致中性脂肪如三酰甘油、胆固醇等在肝脏内大量堆积。给予高脂饲料喂养后，ATF6α 敲除小鼠因 SREBP1c 表达增多极易发生肝脏脂肪性变和葡萄糖耐受不良。这个实验说明，ATF6α 既能预防糖尿病的发生也可以诱发糖尿病，一方面，它可以保护胰岛 β 细胞免受内质网应激的损伤并抑制肝脏脂肪变性，另一方面，它又在高脂血症和胰岛素抵抗方面起到了非常重要的作用。除此之外，ATF6α 敲除小鼠肝脏 PPAR-α 和 ApoB 100 表达下调，这会显著促进 CHOP/GADD153 的生成。

（二）ERS 中的凋亡转录因子和分子伴侣

ERS 的三条通路均可调控肝内脂质含量。

1. CHOP

CHOP 是三条通路下游的前凋亡转录因子，它的激活可促进细胞凋亡，引发组织损伤。体内外实验研究均发现，敲除 CHOP 可保护机体免受各种生理和药理方面的损伤。饱和脂肪酸通过 PERK-ATF4-CHOP 通路诱导人肝细胞发生内质网应激反应和凋亡。CHOP 的缺乏可减轻高胆固醇饮食诱导的小鼠肝脏纤维化和甲硫氨酸/胆碱缺乏性饮食诱导的小鼠脂肪性肝炎、纤维化和肝癌。CHOP 还通过促进炎症、纤维化、细胞凋亡和代偿性增生等作用与肝癌的发生密切相关。

2. 葡萄糖调节蛋白 GRP78/BiP

葡萄糖调节蛋白 GRP78/BiP 也在 ERS 中起着重要调节作用，可维持脂质稳态。过表达 GRP78 可减少内质网应激标志物，下调 SREBP-1c 和 SREBP-2 的表达，从而减轻肝脏的脂质沉积。也有研究报道过表达 GRP78 可抑制棕榈酸诱导的 HepG2 细胞内质网应激和脂毒性的发生。GRP78 还可以通过抑制脂质过氧化作用保护细胞免受 ROS 诱发的细胞损伤。

第三节　糖尿病合并 NAFLD 发病机制

一、糖尿病和 NAFLD 之间的关系

（一）NAFLD 增加了糖尿病的患病风险

1. NAFLD 和糖尿病关系密切

NAFLD 和糖尿病之间有着非常紧密的关系，NAFLD 患者罹患糖尿病的风险是正常人的 5 倍，改善 NAFLD 可降低糖尿病的发病率。目前，我们仍无法准确预测哪些 NAFLD 患者会发展成糖尿病，尽管有些数据支持 NAFLD 患者的口服葡萄糖耐量试验（OGTT）更能准确反映餐后血糖漂移，相比之下，一年一次的糖化血红蛋白检测更加实际。

2. 糖尿病对 NAFLD 的发生有重要作用

很多糖尿病患者都是在患糖尿病很久后才被确诊的，这就很难评估他们患糖尿病的准确时间和是否是因为患糖尿病而发展成为 NAFLD。有学者对一组 99 969 名健康非糖尿病韩国人群进行分析发现，他们患 NAFLD 的风险随着糖化血红蛋白水平和 IR 程度的增加而增加，且不受肥胖因素干扰。这个研究表明，糖尿病前期可能导致 NAFLD 的发生和发展。有学者发现，在未患糖尿病的正常人群中，55%的非酒精性脂肪性肝炎患者和 25% 的脂肪肝患者都会出现葡萄糖耐量减低（IGT）或空腹血糖受损（IFG）的现象。在一项对 108 例患者进行连续的肝脏活检的试验中发现，NASH 患者较单纯脂肪肝患者更容易患糖尿病（56% vs 21%），更重要的是，在随后几年的研究中显示，糖尿病患者肝脏发生纤维化变性或肝硬化的几率也较非糖尿病患者大大提高（89% vs 47%）。由此可以看出，糖尿病对 NAFLD 的发生有着非常重要的作用。

（二）NAFLD 增加了糖尿病并发症的发生风险

糖尿病合并 NAFLD 患者心血管意外发生的概率是未合并 NAFLD 患者的 1.87

倍，其患慢性肾病和视网膜病变等微小血管损伤的并发症的风险也大大增加。目前研究 NAFLD 和糖尿病并发症之间关系的研究大多是回顾性研究或队列观察研究，而前瞻性研究很少，因此证据并不充分。

（三）糖尿病增加了 NAFLD 的患病风险

最新资料证实，糖尿病合并 NAFLD 的患者肝脏损伤的危险远远高于这两种疾病单发的患者。确诊为糖尿病的患者 NAFLD、肝硬化往往会更为严重，甚则致命。在一项被活检确诊为 NAFLD 的 432 例患者的研究中，学者发现，2 型糖尿病是肝脏纤维化的独立危险因素。另外一些研究表明，在肝硬化、肝脏致死性疾病的发生上，NAFLD 和 2 型糖尿病患者的发病率具有累加的效果，而肝门静脉纤维化也多发于糖尿患者群。在连续肝组织活检发现进行性纤维化的人群中，他们多数本身就患有糖尿病或很快被确认患有糖尿病。Meta 分析显示，肝细胞癌患者合并患有糖尿病往往预后不佳。综上所述，糖尿病合并 NAFLD 患者与单纯患有糖尿病或者 NAFLD 的患者相比，病情往往更为严重且预后差。

二、IR 在糖尿病肝损伤发生中的作用

IR 在 2 型糖尿病继发肝损伤的发生发展过程中起着非常重要的作用。

（一）肝脏是胰岛素的重要靶器官，参与脂质代谢

肝脏是胰岛素的重要靶器官，可以通过维持循环和储存脂质的动态平衡来调节机体的脂质代谢过程。胰岛素可以促进肝脏合成脂肪酸。脂肪酸一方面是机体新陈代谢的重要能量来源，另一方面可以以各种密度脂蛋白的形式从肝中释放入血，还可以形成 FFA。激素敏感性脂肪酶（HSL）是动员储存的脂肪的关键酶，儿茶酚胺和促肾上腺皮质激素可上调其表达，而胰岛素则可下调其表达。当机体需要脂肪酸提供能量时，胰岛素的作用被抑制，HSL 活性增加。这个过程伴随着 FFA 的大量产生，合成三磷酸腺苷（ATP）用于细胞能量代谢。

（二）NAFLD 是代谢综合征和 IR 在肝脏内的主要表现

在 IR 状态下，脂肪组织对胰岛素的反应能力下降，释放出大量未酯化的脂

肪酸入血，过多的脂质被动员，HSL 的活动不受抑制，循环系统中的 FFA 持续增加并进入肝脏。过量的 FFA 形成大量 TAG 沉积在肝脏中，导致肝细胞的退化和脂肪肝的形成。在肝脏疾病的发生发展过程中，IR 被认为是发展成酒精性/非酒精性脂肪性肝病、慢性病毒性肝炎和肝细胞癌（HCC）的首要危险因素和临床指征。

三、氧化应激在糖尿病肝损伤发生中的作用

氧化应激在糖尿病发生的初期阶段就已出现并持续存在，被认为是 NASH 的关键机制，贯穿在糖尿病肝病发生发展过程的始终，可造成肝脏形态和功能的改变。大家普遍认为，由糖尿病发展而来的多种组织器官的慢性并发症是由持续增强的氧化应激引起的，在肝脏组织则表现为形态结构和功能的改变。

氧化应激在糖尿病肝损伤的发生发展过程中扮演者重要的角色，临床上常把减轻氧化应激作用作为糖尿病的治疗措施之一，在保护糖尿病患者肝功能方面起到了很好的作用。

（一）肝脏是糖尿病发生氧化应激的主要靶器官之一

肝脏具有解毒作用，也是机体氧化应激过程发生的主要器官。链脲佐菌素（STZ）可通过增加哺乳动物细胞的脂质过氧化作用介导胰岛 β 细胞损伤从而诱发糖尿病的发生，实验中常用这种方法建造糖尿病大鼠模型。在给动物腹腔注射小剂量 STZ 造成部分胰岛细胞损伤诱发糖尿病的早期阶段，动物肝脏中即可检出氧化应激标志物。大量实验室和临床研究进一步证明，糖尿病患者合并非酒精性脂肪性肝病和 HCC 的过程是由氧化应激介导的。当细胞内活性氧簇（ROS）的产生超过细胞自身的清除能力时就会导致氧化应激的发生，造成细胞损伤。糖尿病状态下可通过线粒体氧化呼吸链等多种途径增加细胞内 ROS 含量，并释放细胞色素 P450 酶，抑制细胞的抗氧化功能。机体内清除 ROS，预防氧化应激的抗氧化酶如超氧化物歧化酶（SOD）、过氧化氢酶（CAT）和一些非酶类的抗氧化剂，如还原型谷胱甘肽（GSH）、维生素 C、维生素 E 等。糖尿患者在 IR 的影响下一般会合并高血糖

症和高血脂症,这会导致抗氧化酶 SOD、CAT、GSH 活性的降低,降低了机体清除 ROS 的能力,发生氧化应激。不断增强的氧化应激会引发脂质过氧化,损伤细胞膜和细胞器膜(线粒体膜、内质网膜等)。线粒体膜的损伤进一步加重呼吸链的功能紊乱,减少 H^+-ATP 酶的合成。所有这些共同引发 FFA 氧化过程中肝细胞功能的异常,最终导致脂肪肝的形成。而在肥胖相关的 NAFLD 中,线粒体功能障碍作用尤为突出,肥胖状态下,线粒体内膜上的解偶联蛋白 2 表达量上调,增加了进入线粒体内膜的 H^+ 含量,膜两侧质子浓度差消失,减缓了氧化磷酸化过程,最终导致 ATP 的合成减少,不足以提供充足的能量以满足肝细胞对能量的需求,ATP 耗竭,肝脏能量代谢失衡。

(二)氧化应激可抑制肝细胞增殖

当肝细胞死亡数量和再生数量不平衡时,肝脏就会发生纤维化,而氧化应激就具有抑制肝细胞增殖的作用。氧化应激刺激肝星状细胞增殖分化成为成纤维细胞,产生大量的基质并刺激干祖细胞分化生成肝细胞和胆管细胞,同时释放大量的趋化因子,吸引炎性细胞进入肝脏。这种交替的损伤反应使肝脏正常结构因为大量的纤维化、再生结节和炎细胞的存在而遭到破坏。

四、ERS 在糖尿病肝损伤发生中的作用

(一)内质网的作用

内质网(ER)是真核细胞的重要细胞器,其主要功能是合成蛋白质、脂类和固醇,调控糖和固醇的代谢。除此之外,内质网还能调节细胞内 Ca^{2+} 水平,组装新合成的蛋白,并对合成后的蛋白质进行加工、修饰、折叠。

(二)ERS 的危害

在某些异常情况下,如化学物质及病原微生物的刺激,内质网 Ca^{2+} 池失衡,葡萄糖耗竭,外周环境中脂肪酸升高,蛋白糖基化受抑制等,会打破内质网的稳态导致网腔内大量未折叠蛋白或错误折叠蛋白的积累,引发 ERS。ERS 可激发细胞内的保护机制——UPR 来应对这些外界刺激。长期、持续的 ERS 可通

过自身对一些起关键作用的酶类的合成进行调节诱发炎症反应，引发 IR，并通过影响肝脏调节脂质代谢相关基因的表达导致肝脏内的脂质沉积。ERS 是机体的适应性反应，可通过多种机制维持细胞内环境稳态。包括加速未折叠蛋白折叠及降解错误折叠的蛋白，当 ERS 超过细胞承受能力，不足以恢复细胞内环境的稳态时，便会诱发细胞凋亡。ERS 的长时间激活伴随着炎症、细胞脂肪变性和损伤的发生。

研究表明，ERS 参与了 NAFLD、肝硬化、病毒性肝炎的过程，加剧了糖尿病患者的脂质代谢紊乱和肝脏的脂肪变性。

五、其他导致糖尿病肝损伤发生的机制

糖尿病的高血脂、高血糖状态可诱导前炎性细胞因子，如肿瘤坏死因子 -α（TNF-α）、单核细胞趋化因子蛋白 1（MCP-1）和核因子 κB（NF-κB）转录入核引起的脂肪酸结合蛋白 4（FABP4）的高表达。前炎性因子和细胞因子翻译的增多最终导致肝脏损伤和 IR。糖尿病状态下，大量的骨髓源细胞渗透入肝脏中，促使肝实质细胞分泌大量的前胰岛素和细胞因子 TNF-α，最终引发肝细胞的变性和凋亡。除此之外，糖尿病还会使毛细血管基底膜增厚，血氧扩散减少，引发微循环功能障碍。组织缺氧可以引发肝细胞变性、坏死，最终导致肝功能受损。除此之外，瘦素、脂联素和抵抗素也会引发 2 型糖尿病患者肝损伤的发生。

第四节　目前常用的口服降糖药和其他治疗方法对 NAFLD 的作用

目前尚没有专门针对 NAFLD 的药物，主要是通过生活方式干预来降低体重，从而降低代谢性疾病的危险因素来实现的。限制热量摄取和锻炼可从组织学方面显著减轻肝脏病变。有研究发现，有很多刚开始肝脏活检显示不适合做肝叶捐赠的脂肪肝患者控制饮食 28 天后肝脏脂肪化程度即可改善。每周进行 30~40 分钟的

高强度训练，12周后磁共振检查脂肪肝程度也可显著减轻。对一组患者进行肝脏活检，然后进行为期 52 周的节食和锻炼，再次肝脏活检结果显示，减重越多，肝脏组织学改善越明显。而对于糖尿病合并 NAFLD 的患者，服用降糖药物在降低血糖的同时，肝脏脂肪化程度也可在一定程度上得到改善。

一、双胍类降糖药

二甲双胍是目前临床用于治疗 2 型糖尿病的一线用药。它在适度降低糖化血红蛋白的同时可以减少体脂含量，高胰岛素—正葡萄糖钳夹试验显示二甲双胍可抑制肝脏糖异生作用，并改善肝脏的胰岛素敏感性。体外研究发现，二甲双胍激活 AMPK 蛋白激酶可促进脂肪酸氧化，抑制脂质从头合成作用，但是这些发现并不等同于减轻了肝脏脂肪化的程度。给予 671 名脂肪肝患者（27% 的患者合并糖尿病）口服二甲双胍进行治疗，结果显示，二甲双胍可显著降低 NAFLD 患者糖化血红蛋白并减轻体脂含量，而肝脏脂肪化程度和炎症较之前无明显改变。目前尚没有二甲双胍对 NAFLD 死亡率影响的纵向数据研究，二甲双胍在严重的肝病治疗上的运用仍有争议，越来越多的证据表明肝硬化患者服用二甲双胍并不会造成更严重的肝损伤且可以降低死亡率。一项回顾性研究结果显示，2 型糖尿病患者在确诊肝硬化后继续服用二甲双胍，其存活期中位数显著长于确诊后停用二甲双胍的患者。在这项研究中，最终只有 3 位患者因为血肌酐的升高终止了二甲双胍的使用，而在多元统计分析中，并没有排除血肌酐升高患者，这可能导致得出二甲双胍组患者的存活率高于实际值。本实验所有患者最终均未乳酸酸中毒。此外，体外实验和人口学研究认为二甲双胍可能会降低肝细胞癌的发病风险。也有回顾性研究认为服用二甲双胍并不能降低肝细胞癌患者的死亡率，不过对患有肝细胞癌的糖尿病患者进行独立的回顾性研究发现，在校准了肿瘤大小、血糖控制情况等混杂因素的影响后，服用二甲双胍患者射频消融术后的死亡率低于未服用二甲双胍者。总之，二甲双胍并不是非糖尿病 NAFLD 患者的常规用药，尽管二甲双胍并不能改善 NASH 患者肝脏脂肪化程度和组织学特征，却可以提高肝硬化和肝癌患者的生存率。

二、磺脲类降糖药

磺脲类降糖药常作为二线用药用于治疗 2 型糖尿病，它们关闭了胰岛 β 细胞膜上的内流的钾离子通道，使细胞膜去极化，电压依赖型 Ca^{2+} 通道打开，释放胰岛素。其降糖机制与格列奈类药物作用机制类似，主要在于直接地促进胰岛 β 细胞分泌胰岛素，因而其降糖作用的发挥必须依赖于胰岛 β 细胞残存的功能。目前尚没有磺脲类药用于糖尿病合并 NAFLD 方面的研究，有些回顾性研究发现，在忽略血糖控制和糖尿病病程的情况下，糖尿病合并 NAFLD 患者服用磺脲类降糖药会增加肝脏纤维化的发病率，其潜在机制可能是胰岛素具有类纤维化相关因子样作用。体外实验发现，胰岛素可以促进肝星状细胞的增殖和 1 型胶原蛋白的积累。综合比较分析不同口服降糖药一年后的效果发现，格列齐特单用或与其他降糖药联用对肝脏功能的损伤影响最小。

有学者认为，肝细胞癌患者服用磺脲类降糖药或使用胰岛素后死亡的风险大大增加，不过作者同时声明缺失的资料（包括吸烟情况和血糖控制）可能会影响结论的准确性。鉴于磺脲类降糖药的临床应用的局限，它们在治疗 NAFLD 的前瞻性研究方面尚无定论，而且磺脲类药大部分通过肝脏代谢且会使体重增加，不太适合用于糖尿病合并 NAFLD 的治疗。

三、噻唑烷二酮类降糖药

噻唑烷二酮类（TZD）包括罗格列酮、吡格列酮等在内的一系列胰岛素增敏剂，是过氧化物酶增殖物激活受体 $-\gamma$（PPAR-γ）特异性配体，这类药物不刺激胰岛素的分泌，而是通过增强外周组织对胰岛素的敏感性，增强其对葡萄糖的利用，来发挥降低血糖的作用。PPAR 是与代谢平衡密切相关的重要转录因子，相关研究发现，NAFLD 患者肝脏中 PPAR-γ 的表达量显著增加，它们可以有效地提高脂肪组织对胰岛素的敏感性，促进脂肪酸的摄取和贮存，这可能是 TZD 改善脂肪肝的主要机制。PPAR 的不同亚型具有不同的作用，PPAR-γ 主要参与脂肪酸的再酯化反应，PPAR-α 在 β 氧化中起着重要作用，而 PPAR-β/δ 则主要参与糖异生过程。这些亚型在 NAFLD 的发病过程中尤为重要，贝特类 PPAR-α 激动剂是公认的降脂药，而 PPAR-β/δ 激动剂的作用也在积极地探索中。可是贝特类药并不能从组织形态学方面明显改善脂肪肝，而且动物实验研究认为，PPAR-α 激动剂可能会加重肝脏脂肪变性。

TZD 是 PPAR-γ 的特异性激动剂，可大量激活 NAFLD 动物模型 PPAR-γ 进而促进肝脏脂质合成，因此不能起到治疗脂肪肝的效果。罗格列酮是 TZD 的代表性药物之一，早期有很多关于罗格列酮治疗 NAFLD 的研究，后来因为罗格列酮会增加骨折和膀胱癌的发病率，还可导致心血管意外的发生而退出欧洲市场，美国也严格限制了罗格列酮在临床上的使用。有学者将 63 位肝脏活检确诊为 NASH 的患者被随机分为两组，一组给予罗格列酮治疗，另外一组给予安慰剂，1 年后再次检查发现，两组患者肝脏脂肪变程度均有所减轻，而在纤维化和 NAFLD 的评分上却没有变化。另一研究将 55 名患有糖尿病或糖耐量受损的患者随机分为两组，给予吡格列酮或安慰剂治疗半年后发现，肝脏的脂肪性变、气球样变和炎症都有所改善，但纤维化程度却无改变。吡格列酮的作用机制主要是通过促进脂联素生成而减少肝脏糖异生并抑制脂肪酸进入肝脏，同时吡格列酮具有导致机体水液潴留，增重等不良反应，还可能会诱发膀胱癌，因此，吡格列酮也很少用于治疗糖尿病合并 NAFLD，而对于非糖尿病的 NAFLD 人群，TZD 是被禁止应用的。

四、DPP-Ⅳ 抑制剂类降糖药

二肽基肽酶Ⅳ（DPP-Ⅳ）是细胞表面蛋白酶，在肠中高表达，在胰腺、肝脏等组织中也有表达，可降解肠促胰岛素 GLP-1 和 GIP 在内的多种肠胃激素。DPP-Ⅳ抑制剂，可通过延缓体内活性 GLP-1 的降解，增加活性 GLP-1 水平，从而提高其生物学效能。NASH 患者血清和肝脏中 DPP-Ⅳ含量增加，且含量的多少和病理改变程度相关。DPP-Ⅳ抑制剂常作为临床治疗 2 型糖尿病的辅助用药，它可以提高饮食诱导肥胖动物模型的胰岛素敏感性，减轻肝脏脂肪变性并改善肝脏炎症，还可以抑制肝损伤动物模型肝脏的纤维化。一些回顾性调查研究提出，DPP-Ⅳ抑制剂是用于控制糖尿病合并 NAFLD 患者血糖的安全有效的药物，结论仍需组织学改善的进一步证实。一个小型的、非随机对照的研究认为，DPP-Ⅳ抑制剂可以显著减轻超声确诊为脂肪肝的患者肝脏脂肪变性程度并降低天冬氨酸转氨酶（AST）和丙氨酸转氨酶（ALT），另外一个前瞻性随机双盲试验也证实了，DPP-Ⅳ抑制剂治疗 6 个月可减少肝脏三酰甘油含量。目前，DPP-Ⅳ抑制剂治疗糖尿病合并 NAFLD 的有效性的证据尚不充分，虽然这类药物主要通过肾脏排泄，严重肝损伤的患者仍需谨慎使用。

五、GLP-1 激活剂类降糖药

胰高血糖素样肽（GLP-1）是由营养物质进入小肠时刺激小肠 L 细胞分泌的，不仅具有胰岛素样作用还可以提高周围组织对胰岛素的敏感性。GLP-1 类似物除可以控制血糖外，还可以减轻糖尿病和非糖尿病肥胖人群的体重，是安全有效的减肥药。

动物实验证明，GLP-1 类似物可减轻 ob/ob 小鼠和饮食诱导肥胖的野生型小鼠的肝脏脂肪变性和脂肪性肝炎。对肝脏病理的改善是否是通过 GLP-1 类似物的减重作用而实现的尚需进一步研究，于是学者们特异性敲除了小鼠的 GLP-1 受体，发现 GLP-1 对 NAFLD 的治疗作用不单单是由其减重作用介导的，主要是依赖 GLP-1 受体的表达。除此之外，GLP-1 激活剂可以直接抑制啮齿类动物肝细胞的脂质合成作用。

临床试验发现，利拉鲁肽作为常用的 GLP-1 激动剂可安全有效地治疗 T2DM 且降低肝脏 ALT，但并没有减轻脂肪肝的作用。尽管如此，仍有学者提出，糖尿病或是非糖尿病 NASH 患者服用利拉鲁肽 52 周后肝脏活检可发现明显改善，高胰岛素—正葡萄糖钳夹试验也进一步证实，利拉鲁肽可提高肝脏和脂肪组织的胰岛素敏感性。

六、SGLT2 抑制剂型降糖药

钠—葡萄糖共转运载体 2（SGLT2）抑制剂是一类新型的口服降糖药，它对血糖的控制和减少能量摄入的方式是通过增加肾脏对葡萄糖的排泄并减少肾脏对葡萄糖的重吸收作用实现的，同时这对血压和血容量有一定的影响。给予 NAFLD 动物模型 SGLT2 治疗后可显著减轻肝脏脂肪化、炎症和纤维化程度，对肝脏具有保护作用。将体内葡萄糖从尿液中排出一方面可以直接减少体内能量来源，另一方面可以减少脂质合成的底物，整体增加机体对能量的消耗，从而减缓从脂肪肝发展为肝硬化的进程。一篇关于服用 SGLT2 抑制剂使肥胖患者平均减重 1.8 千克的 Meta 分析给了医学界很大启发，但目前临床尚没有运用 SGLT2 抑制剂治疗 NAFLD 的研究报道，其有效性需要更为专业的临床实验研究来验证，此外，SGLT2 抑制剂的减重作用是通过减少脂肪含量而不是渗透性利尿造成的脱水实现的也需进一步证明。

七、肥胖外科手术

外科手术是治疗肥胖行之有效的手段，对于一些严重的肥胖患者，尤其是那些无法通过常规减重方法减重的人来说，手术是一个有效的选择。一些肥胖患者可能因为过度肥胖而导致身体内部激素和代谢的改变，从而引发糖尿病。通过手术减少胃容量或改变食物的消化和吸收方式，可以帮助患者减轻体重，从而改善或治愈糖尿病，除此之外也可以减轻 NAFLD 的病理改变。外科手术大部分的治疗作用是通过减轻体重来实现的，同时也可一定程度上提高了肠促胰岛素的效果。肝脏组织形态学的改观常常也伴有血糖水平的改善，但并没有确切的数据表明两者是相互促进的关系。在一项纳入 756 名外科手术减重后患者的研究中发现，

ALT 的降低伴随着糖尿病的改善，如果患者仍处于胰岛素抵抗状态，则 ALT 水平不会降低。

第五节　治疗糖尿病合并 NAFLD 的总结与展望

当糖尿病合并 NAFLD 时，两种疾病互为对方的危险因素，加重彼此的病情。

一、糖尿病与 NAFLD 互为危险因素

一方面，糖尿病可以促进 NAFLD 的发展。高血糖、胰岛素抵抗和脂肪代谢异常等糖尿病常见的病理生理改变，可能导致脂肪在肝脏内过度积累，进而引发 NAFLD。另一方面，NAFLD 也会对糖尿病的病情产生不良影响。脂肪在肝脏中过度积累可能导致胰岛素抵抗加剧，从而加重糖尿病的病情。此外，脂肪在肝脏中的堆积还可能引发炎症和氧化应激等反应，这些反应也被认为与糖尿病的发病机制有关。

两种疾病共存时，糖尿病病情更加难以控制，NAFLD 也会更快地恶化成为肝硬化，NAFLD 包括从肝脏单纯脂肪性变到肝硬化的多个过程，且诊断方法繁多，因此，流行病学研究结果也有很大差异性。是否需要对没有症状的 2 型糖尿病患者进行 NAFLD 疾病筛查尚存在争议性，大家普遍较为关心的是检出的患有严重 NAFLD 的患者数量，检出后应当怎样处理，以及进行此项筛查所产生的费用。

尽管肝脏内脂质的异常积累是 NAFLD 发病的中心环节，但其发病机制非常复杂。肝脏内及外周组织的胰岛素抵抗都会导致 NAFLD 的发生。对 PNPLA3 基因进行研究发现，尽管脂肪组织和骨骼肌的胰岛素抵抗导致循环系统中葡萄糖和脂肪含量增加，为肝脏内脂质的积累提供充足的基质是 NAFLD 发病的重要原因之一，但 IR 不是 NAFLD 的必要前提。

二、降糖药物对 NAFLD 治疗作用具有局限性

NAFLD 是一种与胰岛素抵抗和脂肪代谢紊乱有关的慢性肝病。尽管降糖药物在控制血糖方面非常有效，但在治疗 NAFLD 方面，其作用具有一定的局限性。首先，需要明确的是，NAFLD 不仅仅是一种与糖代谢有关的疾病。尽管部分 NAFLD 患者可能存在糖代谢异常，但该病的发病机制还涉及到脂肪代谢、炎症反应、氧化应激等多个方面。因此，仅仅依靠降糖药物无法全面解决 NAFLD 的问题。大多数研究对药物疗效评价的标准都集中在改善肝脏脂质沉积的多少方面。减少脂质沉积对 NAFLD 的治疗非常重要，且和 NAFLD 的严重程度密切相关，但探索治疗 NAFLD 的方法应更多地着眼于 NASH 和肝脏纤维化、肝硬化等 NAFLD 的严重阶段，毕竟这些疾病才是提高肝脏疾病和心脑血管疾病死亡率的真正原因。

对糖尿病合并 NAFLD 患者的诊断和治疗具有挑战性，制订个性化治疗方案，减轻肝脏损害，控制糖代谢是目前治疗这类疾病的金标准。我们仍需进一步探索驱动糖尿病患者 NAFLD 迅速发展恶化的机制以及行之有效的治疗方案。

第三章
降糖消渴颗粒对 T2DM 小鼠胰岛素抵抗和肝脏糖脂代谢的影响

  肝脾肾同调理论是导师根据多年临床运用中医药治疗内分泌代谢性疾病的经验总结提出的理论之一。在此基础上创制的降糖消渴颗粒由地黄、山茱萸、人参、葛根、黄连、丹参等 10 味中药组成，主要针对临床常见的肝脾肾气阴两虚、瘀热并见证型的 2 型糖尿病患者而设，根据其发病特点，本方以滋肾养肝、健脾益气为主，佐以清热化瘀祛湿，经多中心临床试验证实疗效确切。降糖消渴颗粒中所含多种中药有效成分均具有降低糖尿病患者空腹血糖和餐后血糖，增加胰岛素敏感性，调节肝脏脂质代谢，预防及治疗糖尿病肝损伤的药理作用。

  糖尿病常并发肝损伤，表现为肝脏内弥漫的脂肪变伴有炎细胞浸润及瘢痕组织增生，属于非酒精性脂肪性肝病范畴。肝脏是胰岛素的重要靶器官，胰岛素可促进肝脏合成脂肪酸，脂肪酸又可以影响肝脏脂蛋白和脂质代谢的多条通路，肝脏通过维持循环和储存脂质的动态平衡来调节机体的脂质代谢过程。胰岛素还可以促进肝脏合成糖原，减少肝糖的输出，以减少循环系统中葡萄糖含量。胰岛素抵抗在 2 型糖尿病继发肝脏损伤的发生发展过程中起着非常重要的作用，可造成脂质在肝脏细胞内的异位沉积，肝脏葡萄糖输出的增多，被认为是肝脏疾病的首要危险因素和发病标志。

  本实验以高脂饲料诱导的自发性 2 型糖尿病 KK-Ay 小鼠为研究对象，通过对其一般情况、血糖、血脂、胰岛素含量及敏感性、肝脏脂肪化程度及脂质含量、肝糖原、胰岛素信号通路及肝脏糖脂质代谢相关指标等进行检测，观察降糖消渴颗粒对 2 型糖尿病合并肝脏糖脂代谢异常的影响。

第一节　研究基本情况概述

一、研究目的

以高脂饲料诱导的自发性 2 型糖尿病 KK-Ay 小鼠为研究对象，通过对其一般情况、血糖、血脂、胰岛素含量及敏感性、肝组织形态学变化、脂肪化程度及脂质含量、肝糖原、胰岛素信号通路及肝脏糖脂质代谢相关指标等进行检测，观察降糖消渴颗粒对 2 型糖尿病胰岛素抵抗合并肝脏糖脂代谢异常的影响。

二、研究方法

雄性 8 周龄 KK-Ay 小鼠，高脂饲料喂养 4 周，将空腹血糖 ≥ 14mmol/L 的小鼠 80 只按照体重、血糖随机分为模型组、降糖消渴颗粒高、中、低剂量组和吡格列酮组，16 只 / 组，共给药 10 周，10 只 C57BL/6J 小鼠作为正常对照。每周测量小鼠空腹血糖、体重、摄食量，在第 4 周、第 10 周给予葡萄糖注射液灌胃检测小鼠糖耐量。实验结束后取材，称量肝脏重量，计算肝体重比；检测血中 TG、总胆固醇（TC）、HDL、LDL、FFA、空腹血清胰岛素（FINS）及糖化血红蛋白（HbAlc）水平，计算胰岛素敏感指数（ISI）；肝组织匀浆后试剂盒检测肝脏中 TG、TC、HDL、LDL 含量；HE 染色观察肝细胞中脂质堆积情况及组织形态学改变；过碘酸雪夫染色观察肝脏中糖原储备情况；RT-PCR 法检测肝组织中胰岛素信号通路相关基因 IRS-1、IRS-2、Akt、PKCε mRNA 的表达和糖脂代谢相关基因 AMPKα、PPARα、GSK-3α、SREBP-1c、SREBP-2 和 FAS 的 mRNA 表达情况。

三、研究结果

1. 摄食量、体重和肝重

所有小鼠体重持续增长，各剂量降糖消渴颗粒对小鼠体重和摄食量都没有明显影响；高、中剂量降糖消渴颗粒显著降低了小鼠的肝体重比（$P<0.01$）。

2. 肝脏病理改变

中剂量降糖消渴颗粒可显著改善肝细胞脂肪变性，减少肝脏中炎性细胞浸润，维持肝脏正常结构。

3. 糖代谢指标

降糖消渴颗粒在10周的治疗期内有效降低了各组小鼠的空腹血糖（$P<0.01$），但给药4周时对糖耐量没有改善作用（$P>0.05$）；给药10周时高剂量降糖消渴颗粒可以明显改善小鼠口服糖耐量（$P<0.01$）；高、中剂量降糖消渴颗粒可以显著降低血清FINS、HbAlc并提高小鼠ISI（$P<0.01$），低剂量降糖消渴颗粒也可减少血清FINS（$P<0.05$），提高ISI（$P<0.01$），但对HbAlc没有明显改善效果；肝糖原PAS染色结果显示，中剂量降糖消渴颗粒可以有效提高肝脏中糖原储备，且高、中剂量降糖消渴颗粒都可以显著下调肝脏中GSK-3α的mRNA表达量。

4. 脂代谢指标

在血清脂质含量的改变方面，高剂量降糖消渴颗粒可明显降低血清TG、LDL含量（$P<0.01$），对血清TC、HDL、FFA无明显改善作用（$P>0.05$）；中剂量降糖消渴颗粒对TC、TG、HDL、LDL均有良好的改善作用（$P<0.01$），且可以降低FFA含量（$P<0.05$）；经低剂量降糖消渴颗粒治疗后，血清中TC、HDL、LDL、FFA含量显著降低（$P<0.01$），而血清TG并无改善（$P>0.05$）。在肝脏脂质含量的改变方面，低剂量降糖消渴颗粒可降低肝脏中TG（$P<0.05$）并显著提升HDL含量（$P<0.01$），但对TC、LDL无明显作用（$P>0.05$）；中、高剂量降糖消渴颗粒均可显著降低肝脏中TG、TC、LDL并提高HDL含量（$P<0.05$），而中剂量降糖消渴颗粒降低肝脏中TG、TC含量作用较高剂量更佳。在脂质代谢相关基因的表达量方面，高剂量降糖消渴颗粒可以上调肝脏中

PPAR-α 并减少 SREBP1c 的 mRNA 表达量（$P < 0.01$），对 AMPKα、Insig-1、SREBP2、FAS 的 mRNA 表达量无影响（$P > 0.05$）；中剂量降糖消渴颗粒可以上调肝脏中 AMPKα（$P < 0.01$）和 Insig-1 的 mRNA 表达量（$P < 0.05$），并下调 SREBP1c、SREBP2 的 mRNA 表达量（$P < 0.01$）和 FAS 的 mRNA 表达量（$P < 0.05$），对 PPAR-α 的 mRNA 表达量无影响（$P > 0.05$）；低剂量降糖消渴颗粒可以上调肝脏中 AMPKα 的 mRNA 表达量（$P < 0.01$），下调 FAS 的 mRNA 表达量（$P < 0.05$），显著下调 SREBP1c、SREBP2 的 mRNA 表达量（$P < 0.01$），对 Insig-1 和 PPAR-α 的 mRNA 表达量无影响（$P > 0.05$）。

5.胰岛素信号通路

高、中、低剂量降糖消渴颗粒都可以提高 IRS-2 的 mRNA 表达量（$P < 0.01$，$P < 0.01$，$P < 0.05$）；中剂量降糖消渴颗粒还可以增加 Akt 的 mRNA 表达（$P < 0.01$），各剂量降糖消渴颗粒对 IRS-1 和 PKCε 的 mRNA 表达量都没有明显改善作用（$P > 0.05$）。

四、研究结论

（1）降糖消渴颗粒可降低高脂饮食诱导的 2 型糖尿病 KK-Ay 小鼠的空腹血糖，增强糖耐量，增加胰岛素敏感性，从而起到改善 IR 的作用，以高、中剂量效果为佳。

（2）降糖消渴颗粒对实验小鼠糖尿病状态下的肝损伤具有保护作用，还可降低血清和肝脏中脂质含量。高、中剂量效果较好。

（3）降糖消渴颗粒可以通过上调实验小鼠肝脏胰岛素信号通路中 IRS-2 的表达来促进促进肝脏对葡萄糖的摄取和利用，合成肝糖原并抑制肝脏葡萄糖的输出，从而起到调节糖代谢、改善糖代谢紊乱的作用。

（4）降糖消渴颗粒可以通过提高实验小鼠肝脏 AMPKα 的表达，调节其下游与脂质代谢相关的 PPAR-α、SREBPs、FAS 及 Insig-1 的表达，减少糖尿病胰岛素抵抗状态下脂质在肝脏的异位沉积，从而起到调节脂代谢、改善脂代谢紊乱的作用。

第二节　研究具体实施步骤

一、实验材料

（一）实验动物

KK-Ay小鼠，雄性，8周龄，购自北京华阜康生物科技股份有限公司，合格证号：SCXK（京）2014-0004。饲养于北京中医药大学屏障环境动物实验室，合格证号：SCXK（京）2011-0024，单笼饲养，（24±2）℃恒定室温，相对湿度45%左右，12h/12h光暗周期，饲养期间，动物自由饮水。本动物实验经北京中医药大学医学与实验动物伦理委员会准许。

（二）实验药物

降糖消渴颗粒由地黄、山茱萸、人参、葛根、丹参、黄连等10味中药按照一定比例配伍组成，原药材购于北京同仁堂药材有限责任公司，经北京中医药大学中药学院中药科技发展部鉴定为正品，制成颗粒并进行质量控制（图3-1），规格：5g生药/g颗粒，4℃条件保存，用前去离子水配置成相应浓度混悬液，超声30min使其充分溶解。药物样本留存于北京中医药大学糖尿病研究中心。

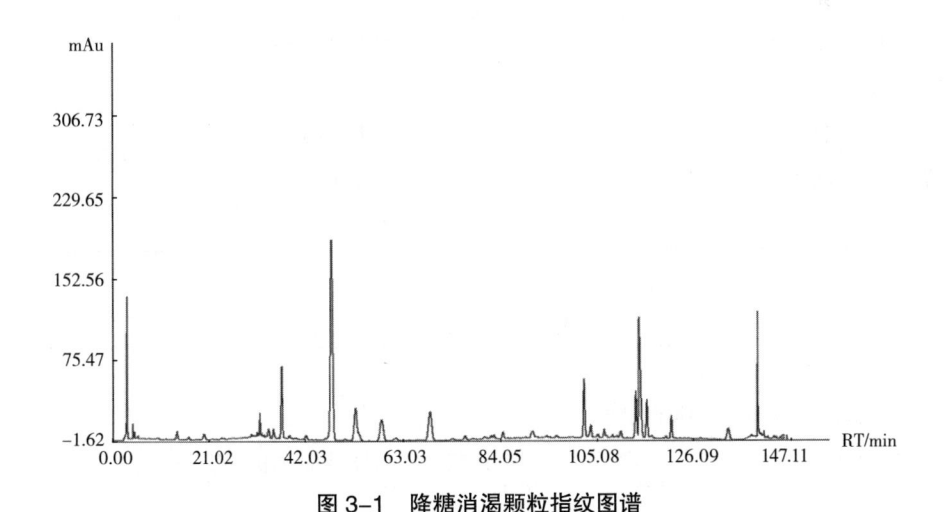

图3-1　降糖消渴颗粒指纹图谱

盐酸吡格列酮片（北京太洋药业有限公司，批号：120701），规格为 15mg×7 片，用前去离子水配制成所需浓度混悬液，超声 30min 使其充分溶解。

（三）主要试剂及仪器

主要试剂及仪器见表 3-1 和表 3-2。

表 3-1　主要试剂

试剂名称	厂家
葡萄糖（批号：63005518）	国药集团化学试剂有限公司（沪试）
甲醇、无水乙醇（分析纯）	国药集团化学试剂有限公司（沪试）
胰岛素（批号 20121013）	礼来苏州制药有限公司
戊巴比妥钠	美国 Sigma 公司
10% 中性缓冲液福尔马林固定液	北京益利精细化学品有限公司
胰岛素试剂盒（批号 20130820）	北京北方生物技术研究所
三酰甘油测定试剂盒（批号：136121）	中生北控生物科技股份有限公司
总胆固醇测定试剂盒（批号：141711）	中生北控生物科技股份有限公司
低密度脂蛋白胆固醇测定试剂盒（批号：140461）	中生北控生物科技股份有限公司
DEPC 处理水（原装 1L）	美国 Amresco 公司
DEPC 原液	美国 Amresco 公司
琼脂糖	美国 Amresco 公司
SYBR Mix 试剂盒	美国 ABI 公司
反转录试剂盒（K1622）	美国 Thermo 公司
Trizol 试剂	美国 Invitrogen 公司
BCA 蛋白定量试剂盒	美国 Pierce 公司
异丙醇、冰醋酸、三氯甲烷（氯仿）	北京化工厂
中性树胶	京试

表 3-2　主要仪器

仪器名称	厂家
拜安康血糖仪及配套血糖检测试纸	拜耳医药保健有限公司
电动匀浆器	德国 IKA 仪器设备有限公司

续表

仪器名称	厂家
BMG 全波长酶标仪	德国 BMG LABTECH 公司
全自动生化分析仪	美国 BECKMAN 公司
半裙边 PCR 板	美国 ABI 公司
PCR 封板膜	美国 ABI 公司
蛋白印迹电泳系统	美国 Bio-rad 公司
全自动凝胶成像仪	美国 Bio-rad 公司
水平电泳系统	美国 Bio-rad 公司
SAM 超微紫外分光光度计	岛津国际贸易（上海）有限公司
Step One PLUS 荧光定量 PCR 仪器	美国 ABI 公司
Advantage A10 超纯水系统	美国 Milipore 公司
光学显微镜	日本 OLYMPUS 公司
电子分析天平	德国 Sartorius 公司
微量加样器	德国 Eppendorf 公司
超净台	中国 Heal Force 公司
pH 计	北京华瑞博远科技发展有限公司
分析天平	梅特勒·托利多仪器有限公司
恒温水浴锅	江苏金坛荣华仪器制造有限公司
磁力搅拌器	上海道京仪器有限公司
低温超高速离心机	美国 Thermo 公司
反转录 PCR 仪	美国 Thermo 公司
黏附载玻片及盖玻片	江苏世泰
−20℃冰箱	SIMENS
高压蒸汽灭菌锅	博迅实业
制冰机 −80℃冰箱	大连三洋冷链有限公司
−80℃冰箱	海尔

二、实验方法

（一）造模方法

雄性8周龄KK-Ay小鼠，高脂饲料喂养4周（20%蔗糖、2.5%胆固醇、10%猪油、0.2%胆酸钠、67.3%基础饲料），禁食8h后检测空腹血糖（FBG），期间自由饮水，以FBG ≥ 14mmol/L作为成模标准。10只C57/6J作为对照，给予基础饲料。高脂饲料及基础饲料均购自北京科澳协力饲料有限公司。

（二）给药方法及分组

1. 给药方式

每日10:00～11:00 a.m.灌胃给药，模型组和正常组给予等量纯净水灌胃，1次/天，共10周。

2. 给药剂量

中剂量降糖消渴颗粒给药剂量为人鼠等效剂量3.5g/kg体重，高剂量及低剂量降糖消渴颗粒给药剂量分别为7g/kg体重、1.75g/kg体重，吡格列酮给药剂量为6.5mg/kg体重。用前去离子水配置成相应浓度混悬液，超声30分钟使其充分溶解。

3. 给药体积

0.1mL/10g体重。

将成模后KK-Ay小鼠80只按体重、FBG随机分为5组，分别为模型组、吡格列酮组（6.5mg/kg）、降糖消渴颗粒高剂量组（7g/kg）、降糖消渴颗粒中剂量组（3.5g/kg）、降糖消渴颗粒低剂量组（1.75g/kg），每组16只。给药期间继续原饲养方式，每周记录小鼠体重，摄食量。

（三）标本制备

1. 血液样本的制备

给药10周后，各组小鼠禁食12h，称重，记录体重。腹腔注射戊巴比妥钠（60mg/kg）麻醉后腹主动脉取血，3000rpm/min，离心15min，取上清，用于其他指标检测。

2. 组织样本的制备

小鼠采血后置于冰上，暴露腹腔内肝脏，剥离取下完整肝脏后称重，计算肝体重比（肝脏重量/体重）。剪取肝脏相同部位的 0.5cm×0.5cm 肝组织，生理盐水冲洗，浸泡于标记好的 10% 福尔马林中固定待检；另外剪取肝脏另一相同部位的 0.5cm×0.5cm 肝组织，滤纸吸干表面水分，浸泡于提前配置好并标记的 Carnoy 固定液（无水乙醇：冰醋酸：氯仿=6：1：3）；余下的肝组织用生理盐水冲洗后，分装入冻存管，保存于液氮中。

3. 相关试剂配制

（1）DEPC 水：1mL DEPC 原液加入 1L 去离子水中，磁力搅拌器搅拌 20min，充分混匀。RNA 提取前用于浸泡实验用器械，高压蒸汽灭菌锅高压后使用。

（2）DNA 引物的配置：取保存引物的 EP 管，高速离心将粉末离心至管底，按照引物瓶身的说明加入适量 DEPC 处理水溶解，震荡混匀，-20℃保存备用。

（3）Carnoy 固定液：无水乙醇、冰醋酸、三氯甲烷三种试剂按照 6：1：3 比例量取，使用前将三者混匀后分装入各标记离心管中，现用现配。

（4）过碘酸溶液（50mL）：称取 0.4g 过碘酸加入 10mL 去离子水中混合为 A 液，95% 乙醇 35mL 与 0.2 mol/L 醋酸钠 5mL 混合为 B 液，使用前将 A 液加入 B 液中充分混匀。

（5）Schiff 反应剂：称取 1g 碱性品红小心加入盛有 200mL 加热至沸的去离子水的三角瓶中，充分搅拌使其溶解，继续加热 10min，冷却至 50℃后过滤，缓缓加入 20mL 浓盐酸，冷却至室温后加入 1g 无水偏重亚硫酸钠，密封瓶口，室温避光处放置 2 日至成熟，4℃冰箱保存，若有色可加入 1g 活性炭后过滤使用。

（四）指标检测

1. 一般状态观察

每天观测并记录小鼠毛色、精神状态、对外界刺激的反应、生存率等情况；于给药后每周（0～10 周）的同一时间记录小鼠体重、摄食量。

2. 血糖浓度测定

给药期间，每周同一时间段在小鼠禁食不禁水 8 小时后断尾取尾尖血，血糖仪及配套试纸测定空腹血糖并记录。

3. 糖耐量实验

口服葡萄糖耐量实验（OGTT）：于第 4、第 10 周各进行一次。实验前禁食不禁水 8h，测定空腹血糖（0min），50% 葡萄糖注射液按照 2g/kg 灌胃，测定灌胃后 30min、60min 和 120min 血糖。绘制 OGTT 曲线。采用近似梯形方法计算糖耐量试验血糖值的曲线下面积（AUC）。

AUC［mmol·（h/L）］=0.5×（FBG 0min + FBG 30min）/2+0.5×（FBG 30min + FBG 60min）/2 + 1×（FBG 60min + FBG 120min）/2

4. 生化指标检测

全自动生化分析仪检测血清中血糖、三酰甘油（TAG）、总胆固醇（TG）、高密度脂蛋白胆固醇（HDL）、低密度脂蛋白胆固醇（LDL）含量，按照试剂盒说明书检测血清标本中游离脂肪酸（FFA）水平，试剂盒由南京建成生物工程研究所提供。

5. 血清胰岛素测定及胰岛素敏感指数计算

采用放免法，按照试剂盒说明对大鼠空腹血清胰岛素进行检测。

胰岛素敏感指数（ISI）计算公式如下：ISI=Ln[1/（空腹血糖 × 空腹胰岛素）]。

6. 肝脏形态学观察

取 10% 中性福尔马林固定后的肝脏组织，室温环境中梯度浓度乙醇脱水（50%、70%、80%、90% 乙醇各 2h，95% 乙醇Ⅰ、Ⅱ各 1.5h，无水乙醇Ⅰ、Ⅱ、Ⅲ各 40min），经二甲苯Ⅰ、Ⅱ、Ⅲ各 30min 透明后石蜡包埋；组织切片后黏附于防脱剂处理后的载玻片上，60℃恒温烘干备用；二甲苯Ⅰ、Ⅱ各 15min 脱蜡处理；梯度浓度乙醇（100%、90%、80%、70% 乙醇各 5min）复水；自来水冲洗 1min 后去离子冲洗 2 次，1min/ 次；苏木精染色 10min；盐酸酒精分色 5s 后流水下冲洗 10min，去离子冲洗 2 次，1min/ 次，伊红染色 2～3min；室温环境中梯度浓度乙醇脱水，二甲苯Ⅰ、Ⅱ各 10 min 透明后中性树脂封片，经通风橱通风干燥后于光学显微镜下观察肝脏组织形态学改变并拍摄照片。

7. 肝脏糖原过碘酸雪夫染色

取 Carnoy 固定液固定后（室温固定 4h）的肝脏组织，室温环境中脱水，95%乙醇Ⅰ、Ⅱ各40min，无水乙醇Ⅰ、Ⅱ各40min，二甲苯Ⅰ 10min，二甲苯Ⅱ至透明后石蜡包埋，切成厚度为4μm组织切片后黏附于防脱剂处理后的载玻片上，60℃恒温烘干备用；二甲苯Ⅰ、Ⅱ各20min脱蜡处理；无水乙醇Ⅰ、Ⅱ各5min，95%乙醇Ⅰ、Ⅱ各5min，80%乙醇3min，70%乙醇3min，去离子水3min；浸入过碘酸液 30 min 后70%乙醇洗1min，然后进入Schiff液，室温避光30min，糖原显色后入亚硫酸液冲洗3次，2min/次，置于流水下冲洗5min，去离子水冲洗2min后脱水，95%乙醇Ⅰ、Ⅱ各2min，无水乙醇Ⅰ、Ⅱ各2min，二甲苯透明后中性树胶封片，经通风橱通风干燥后于光学显微镜下观察肝脏糖原分布情况。

8. 肝脏内脂质含量检测

剪取约100mg冻存的肝组织放入加入900μL预冷生理盐水的平底EP管中，将EP管置于冰上，电动匀浆仪匀浆处理，制备成10%肝组织匀浆液。4℃，12 000rpm 离心10min，取上清，按照中生北控试剂盒说明书，分别检测肝组织中TAG、TC、HDL、LDL含量。

9. 肝脏胰岛素信号通路及脂质代谢相关基因的表达

（1）RNA的提取。剪取约100mg冻存的肝组织放入加入1mL预冷Trizol的平底EP管中，将EP管置于冰上，电动匀浆仪匀浆处理后，冰上静置10min；加入200μL氯仿，剧烈震荡15s，冰上静置5 min；4℃，12 000rpm 离心15min后管中液体分为三层，小心移取500μL上层清液至另一1.5mLEP管中，加入等体积异丙醇（500μL），颠倒混匀，冰上静置10 min；4℃，12 000 rpm 离心10min后肉眼可见管底有白色片状沉淀，此即RNA；弃上清，加入1mL DEPC水配置的75%乙醇溶液，轻弹管底，悬浮沉淀后再次4℃，12 000rpm 离心10min，弃上清，倒扣于滤纸上，室温适度干燥，加入100μL DEPC 水溶解 RNA。

（2）RNA纯度及浓度测定。

RNA 电泳：称取0.4g琼脂糖，加入40mL提前配置的1×TBE电泳缓冲液，微波炉加热至完全溶解无颗粒，加入终浓度为 1uL 的 EB 替代物，混匀待用；于凝胶槽中放置好两侧挡板，插入梳子，使梳子高出底板 0.5～1mm；待混匀后的琼脂糖溶液冷却至 50℃后倒入凝胶槽中，厚度为 5～8mm，待琼脂糖溶液彻底凝固后除去两侧挡板，放入盛有电泳液的槽中后拔出梳子。将 RNA 样品与 Loading buffer 以 5∶1 体积混合后上样入凹槽中，接通电源，调节电压及时间，使 RNA 由负极电泳向正极。将电泳后的凝胶放于暗室紫外灯下观察，根据 28s、18s、5s 的条带亮度强弱来判断 RNA 的完整性。

RNA 浓度测定：打开 SAM 紫外微量分光光度计，进入界面后选择核酸（RNA）模式，用 DEPC 水清洗并校准仪器，无尘纸擦净检测机座，滴加 2 uL 待测 RNA 样品，测量吸光值，通过 260/280，260/230 值，鉴定所提取的 RNA 纯度并记录 RNA 浓度以待反转录时稀释使用。

（3）RNA 反转录成 cDNA。将提取的总 RNA 稀释成 0.1μg/μL，依照下列顺序建立一个 20μL 的反应体系（表 3-3）。

表 3-3　反应体系

试剂	使用量
10× 反转录缓冲液	2μL
10× 反转录随机引物	2μL
dNTP 混合物	0.8μL
AMV 反转录酶	1μL
无 RNA 酶水	4.2μL
总 RNA	10μL
总体积	20μL

注：42℃，15min；95℃，5min；4℃，5min，反转录成 cDNA，-20℃储存备用。

（4）实时荧光定量 PCR。引物合成及其序列号：从 PubMed 系统查询相应基因 mRNA 的 NM 号和序列，按照引物设计原则进行设计，由上海生工公司合成（表 3-4）。

表 3-4　引物及序列

引物	序列 5'→3'
β-actin	上游 CACCCGCGAGTACAACCTTC
	下游 CCCATACCCACCATCACACC
IRS-1	上游 TCCACCCAGCTCCTAGAGAA
	下游 CCCAACTCAACTCCACCACT
IRS-2	上游 CCAGTAAACGGAGGTGGCTA
	下游 GCTTAGGGTCTGGGTTCTCC
Akt-1	上游 ATGTGGATCAGCGAGAGTCC
	下游 GCAGCGGATGATAAAGGTGT
GSK-3α	上游 TCTGAGCAAGCAGGTCTGTG
	下游 TCTAGCACGCACACCAAGTC
PKCε	上游 GTCAGGGAGAGGCAGTGAAC
	下游 GTGGGTACATGGTTGGCTTT
AMPK-α	上游 AGCCAAATCAGGGACTGCTA
	下游 GAGGGAGGTGACAGATGAGG
PPAR-α	上游 CAACCCGCCTTTTGTCATAC
	下游 CAGTGGAAGAATCGGACCTC
Insig-1	上游 GCACATGGTTCAGAGTGGAA
	下游 TATCGTCAGCCCAGCCTAAA
FAS	上游 ATCGCCTATGGTTGTTGACC
	下游 GGTTTCACGACTGGAGGTTC
SREBP-1c	上游 AACCAGAAGCTCAAGCAGGA
	下游 ACATCTGTGCCTCCTCCACT
SREBP-2	上游 GACCACAATGCCTGTGATGA
	下游 GTCCGCCTCTCTCCTTCTTT

将反转录所得 cDNA 用 DEPC 水 10 倍稀释后加入下述 20μL 反应体系中（表 3-5）。

表 3-5 实时荧光定量 PCR 反应体系

试剂	使用量
SYBR Mix	10μL
上游引物（Primer-for）	1μL
下游引物（Primer-rev）	1μL
RNase free water	6μL
cDNA 模板	2μL
总体积	20μL

每组取 4 个样本，各样本设 2 个复孔进行上样。上样后 PCR 膜封板，放入 ABI Prism 7 500 荧光定量 PCR 仪中进行扩增反应，条件如下（表 3-6）。

表 3-6 反应条件

温度	时间
50℃	2min
95℃	10min
95℃	15s
60℃	60s

反复 40 个循环后结束。扩增结果以 CT 值表示，导出至 EXCEL 中，各样本 mRNA 表达结果以样本中 β-actin 的 CT 值为基准进行标准化计算，得到相对表达量，结果用 2-ΔΔCt 表示。

$$\Delta\Delta Ct = (Ct_{目的基因} - Ct_{\beta\, actin})_{实验组} - (Ct_{目的基因} - Ct_{\beta\, actin})_{对照组}$$

（五）统计方法

采用 SPSS 19.0 软件进行数据处理分析，所有计量资料以 $\bar{x} \pm s$ 表示，符合正态分布资料，多组数据之间的比较采用方差分析（One Way ANOVA），方差齐时采用 LSD 法，方差不齐时采用 Dunnett'T3 法；不符合正态分布资料选用非参数检验进行比较，$P < 0.05$ 或 $P < 0.01$ 表示差异有统计学意义。使用 Graph Pad Prism 6.0 软件绘制结果图。

第三节 实验结果

一、对摄食量、体重和肝重的影响

（一）摄食量对比结果

由表 3-7、图 3-2 可以看出，治疗前，KK-Ay 各组小鼠摄食量无明显差异（$P >$ 0.05），显著高于正常组小鼠（$P < 0.01$）。随着治疗的推进，吡格列酮组小鼠摄食量与模型组相比在第 2 周有所减少（$P < 0.05$），第 5 周显著增加（$P < 0.01$），在第 6、第 7 周也有所增加（$P < 0.05$）；高剂量降糖消渴颗粒在第 2、第 10 周减少了糖尿病小鼠的饮食量（$P < 0.05$），在第 5、第 8 周使小鼠的饮食量增加（$P <$ 0.05）；中剂量降糖消渴颗粒在第 1 周减少了糖尿病小鼠的摄食量（$P < 0.05$），而第 5、第 8 周与同期模型组比较增加了摄食量（$P < 0.05$）；低剂量降糖消渴颗粒在第 8、第 9 周的摄食量与同期模型组比较有所增加（$P < 0.05$）。

表 3-7　降糖消渴颗粒及吡格列酮对各组小鼠日均摄食量的影响（$\pm s$）

分组 （Weeks）	正常（g）	模型（g）	吡格列酮（g） 6.5mg/kg	降糖消渴颗粒（g） 7g/kg	3.5g/kg	1.75g/kg
0	3.75 ± 0.78**	5.66 ± 1.02	5.17 ± 0.98	5.28 ± 0.77	5.72 ± 1.21	5.45 ± 0.69
1	4.30 ± 0.82**	6.06 ± 0.61	5.34 ± 0.82	5.08 ± 1.10	5.21 ± 0.81*	6.22 ± 0.74
2	3.81 ± 0.98**	6.00 ± 0.78	5.13 ± 0.83*	4.50 ± 0.85*	5.90 ± 1.19	6.00 ± 0.76
3	3.86 ± 0.82**	6.27 ± 0.98	5.40 ± 0.52	5.00 ± 0.87	6.11 ± 0.60	5.67 ± 0.50
4	3.80 ± 0.63**	6.00 ± 0.71	6.56 ± 0.73	5.11 ± 1.16	6.00 ± 0.82	5.46 ± 0.52
5	4.33 ± 0.90*	5.46 ± 1.00	6.91 ± 0.67**	6.30 ± 0.82*	6.25 ± 0.97*	6.00 ± 0.74
6	4.60 ± 0.72*	5.60 ± 1.17	6.36 ± 0.50*	5.88 ± 0.93	6.70 ± 0.95*	6.10 ± 0.83
7	4.13 ± 0.54**	5.92 ± 0.82	6.64 ± 1.03*	5.38 ± 0.48	5.50 ± 0.53	5.44 ± 0.73
8	4.65 ± 0.47*	5.18 ± 0.67	6.20 ± 0.63	6.29 ± 0.70*	6.09 ± 0.94*	6.33 ± 0.78*
9	4.34 ± 0.45**	5.56 ± 0.53	6.62 ± 0.64	5.70 ± 0.46	5.50 ± 1.00	6.89 ± 1.05*
10	4.42 ± 0.56**	6.10 ± 0.93	6.18 ± 0.75	5.40 ± 0.49*	6.33 ± 0.63	6.70 ± 0.48

注：正常组为 C57BL/6J 小鼠，余为 KK-Ay 小鼠，$n=8$。与模型组比较，*$P < 0.05$，**$P < 0.01$。

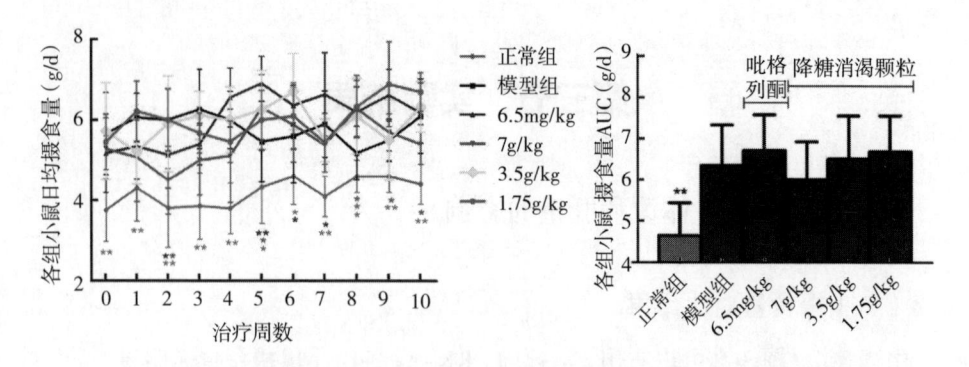

图 3-2　降糖消渴颗粒及吡格列酮对各组小鼠日均摄食量的影响

注：同表 3-7。

纵观治疗前到治疗 10 周结束，各组小鼠摄食量每周都有所波动，摄食量曲线下面积显示，模型组 KK-Ay 小鼠摄食量较正常组 C57BL/6J 小鼠明显增加（$P <0.01$），吡格列酮组小鼠摄食量有所增加而高剂量降糖消渴颗粒组小鼠摄食量略有减少，但各治疗组 KK-Ay 小鼠的摄食量与模型组比较无差异（$P > 0.05$），各剂量降糖消渴颗粒及吡格列酮均未明显影响小鼠摄食量。

第 5、第 8 周模型组 KK-Ay 小鼠摄食量与其他各周相比有所减少，于是在这两周的时间各治疗组小鼠摄食量相比于模型组有所增多，而在总的 10 周治疗期内，总摄食量相差不大（$P > 0.05$）。

（二）体重对比结果

如表 3-8、图 3-3 所示，各组小鼠体重在治疗 10 周结束后较治疗前均有所增加，高脂饲料喂养 KK-Ay 小鼠较普通饲料喂养的 C57BL/6J 小鼠体重增长迅速（$P < 0.01$）。正常组小鼠体重平均增加 5.17g（$P < 0.01$）；模型组小鼠体重平均增加 11g（$P < 0.01$）；吡格列酮组小鼠体重平均增加 9.21g（$P < 0.01$）；降糖消渴颗粒高、中、低剂量组小鼠体重平均增加 11.83g、9.34g、9.66g（$P < 0.01$）。各治疗组小鼠体重增长率较模型组并无统计学差异（$P > 0.05$）。

治疗 10 周后，吡格列酮组小鼠体重较模型组有所减轻（$P < 0.05$），中、低剂量降糖消渴颗粒虽减轻了 KK-Ay 小鼠的体重，但与模型组比较无统计学差异（$P > 0.05$）。

表 3-8　降糖消渴颗粒及吡格列酮对各组小鼠体重变化的影响（±s）

分组	剂量（g/kg）	体重 治疗前（g）	体重 治疗后（g）	增重（g）	体重增长率（%）
正常组	—	25.50 ± 1.22**	30.67 ± 0.82**##	5.17 ± 1.16**	20.27 ± 2.77*
模型组	—	35.33 ± 0.82	45.33 ± 1.37##	11.00 ± 4.33	31.14 ± 4.12
吡格列酮组	0.006 5	35.00 ± 1.26	43.00 ± 1.10*##	9.21 ± 0.79	26.31 ± 2.56
降糖消渴颗粒组	7	35.17 ± 1.47	47.00 ± 2.10##	11.83 ± 1.87	33.64 ± 6.01
	3.5	34.83 ± 1.47	44.17 ± 3.43##	9.34 ± 2.11	26.82 ± 5.17
	1.75	34.67 ± 1.21	44.33 ± 1.63##	9.66 ± 1.41	27.86 ± 2.88

注：正常组为 C57BL/6J 小鼠，余为 KK-Ay 小鼠，$n=8$。与模型组比较 *$P < 0.05$，**$P < 0.01$；与治疗前比较，##$P < 0.01$。

体重增长率 =（治疗后体重 – 治疗前体重）/ 治疗前体重

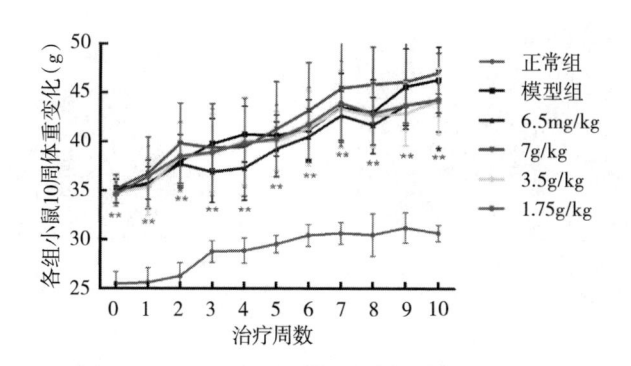

图 3-3　降糖消渴颗粒及吡格列酮对各组小鼠体重变化的影响

注：同表 3-8。

（三）肝重对比结果

如表 3-9、图 3-4 所示，高脂饲料喂养 KK-Ay 小鼠肝脏重量显著高于普通饲料喂养的 C57BL/6J 小鼠（$P < 0.01$）；与模型组相比，吡格列酮可以减轻 KK-Ay 小鼠肝脏重量（$P < 0.05$）；高、中剂量降糖消渴颗粒可以显著减轻 KK-Ay 小鼠肝脏重量（$P < 0.01$）；低剂量降糖消渴颗粒在治疗 10 周后尚未表现出减轻肝脏重量的效果。

表 3-9　降糖消渴颗粒及吡格列酮对各组小鼠肝脏重量及肝体重比的影响（$\pm s$）

分组	剂量（g/kg）	第10周体重（g）	肝重（g）	肝体重比（%）
正常组	—	30.67 ± 0.82**	1.10 ± 0.05**	3.61 ± 0.21**
模型组	—	45.33 ± 1.37	5.23 ± 0.34	11.54 ± 0.69
吡格列酮组	0.006 5	43.00 ± 1.10*	4.69 ± 0.37*	10.91 ± 0.88
降糖消渴颗粒组	7	47.00 ± 2.10	3.96 ± 0.46**	8.41 ± 0.68**
	3.5	44.17 ± 3.43	3.47 ± 0.80**	7.80 ± 1.29**
	1.75	44.33 ± 1.63	4.71 ± 0.56	10.64 ± 1.33

注：正常组为 C57BL/6J 小鼠，余为 KK-Ay 小鼠，$n=8$。与模型组比较 *$P < 0.05$，**$P < 0.01$。

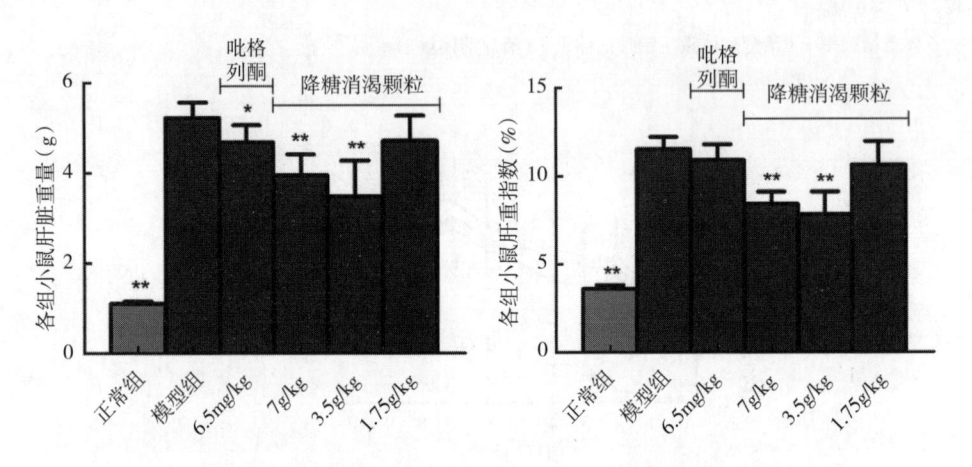

图 3-4　降糖消渴颗粒及吡格列酮对各组小鼠肝脏重量及肝体重比的影响
注：同表 3-9。

因经过 10 周治疗，各组小鼠体重较治疗前变化较大，因此，对比肝体重比在评价吡格列酮和各剂量降糖消渴颗粒的治疗效果方面更具说服力。从肝重指数我们可以看出，正常组小鼠肝体重比远小于模型组（$P < 0.01$）；经吡格列酮治疗后，KK-Ay 小鼠的肝体重比与模型组相比并无差异（$P > 0.05$）；高、中剂量降糖消渴颗粒治疗后，KK-Ay 小鼠肝体重比虽明显高于正常组，但与模型组比较也有所降低，且差异具有统计学意义（$P < 0.01$），与肝重结果的趋势相一致；低剂量降糖消渴颗粒在治疗 10 周后尚未表现出降低肝体重比的效果（$P > 0.05$）。这说明高、中剂量降糖消渴颗粒可以减轻肝脏重量并降低肝体重比,这可能与其减少肝脏内脂质堆积,从而减轻肝脏脂肪化程度的作用有关。

二、对血糖和糖耐量的影响

(一)空腹血糖对比结果

根据各组小鼠每周 FBG 测量结果记录显示(表 3-10、图 3-5),分组时各组 KK-Ay 小鼠空腹血糖值普遍落在 23～30mmol/L 范围内,组间均一性好,呈现 T2DM 典型的高血糖状态,显著高于正常组 C57BL/6J 小鼠。各组小鼠治疗 1 周后血糖略有下降,又于第 2 周回升至治疗前水平,第 3 周时血糖值降幅较大,后持续走高至第 7 周,第 8 周开始逐渐回落,整体呈现出较为有序的自然波动状态,而

表 3-10 降糖消渴颗粒及吡格列酮对各组小鼠 FBG 的影响($\pm s$)

分组 (周)	正常 (mmol/L)	模型 (mmol/L)	吡格列酮 (mmol/L) 6.5mg/kg	降糖消渴颗粒(mmol/L)		
				7g/kg	3.5g/kg	1.75g/kg
0	6.47 ± 0.47**	27.40 ± 1.36	26.78 ± 1.28	27.44 ± 1.83	27.18 ± 2.08	28.01 ± 1.97
1	6.23 ± 0.53**	26.62 ± 2.14	19.75 ± 2.47**	24.95 ± 2.75	25.83 ± 3.25	26.60 ± 3.18
2	6.07 ± 0.24**	23.18 ± 6.59	15.54 ± 4.53	18.92 ± 4.47	23.60 ± 6.01	21.96 ± 7.17
3	5.20 ± 0.21**	20.90 ± 3.51	11.42 ± 2.84**	15.58 ± 3.76	16.78 ± 2.98	17.02 ± 2.38
4	5.05 ± 0.30**	22.58 ± 3.22	13.95 ± 3.40*	17.65 ± 2.45	15.52 ± 3.08*	15.90 ± 2.64*
5	4.95 ± 0.37**	30.08 ± 1.79	23.43 ± 3.50*	27.15 ± 3.40	27.70 ± 4.06	24.60 ± 3.19*
6	5.23 ± 0.48**	29.12 ± 3.11	20.32 ± 3.51**	25.07 ± 3.47	27.50 ± 4.97	24.62 ± 4.38*
7	6.12 ± 1.02**	31.88 ± 1.55	27.92 ± 1.30*	29.43 ± 3.63	25.40 ± 3.28*	28.66 ± 2.58
8	5.15 ± 0.38**	30.02 ± 3.62	22.10 ± 5.21	27.27 ± 1.77	26.07 ± 3.07	27.98 ± 4.44
9	5.23 ± 0.38**	28.22 ± 2.81	19.75 ± 1.86**	25.47 ± 2.87	22.43 ± 4.64	26.37 ± 5.26
10	4.45 ± 0.98**	24.82 ± 5.01	11.67 ± 2.72**	17.28 ± 5.30	15.18 ± 4.45	18.75 ± 3.58

注:正常组为 C57BL/6J 小鼠,余为 KK-Ay 小鼠,$n=8$。与同治疗周模型组 FBG 比较,*$P < 0.05$,**$P < 0.01$。

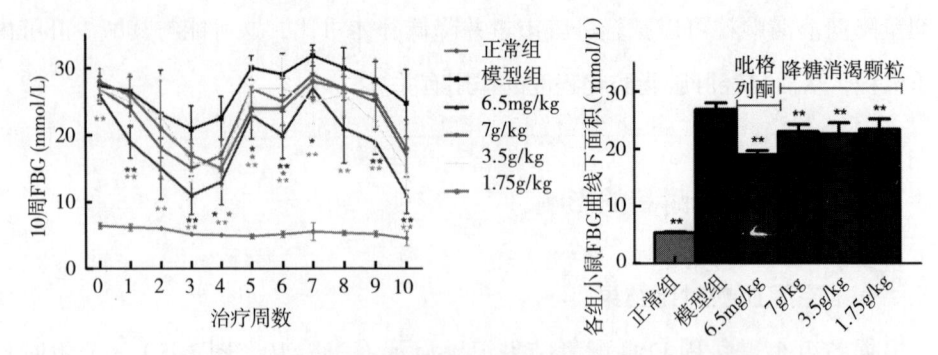

图 3-5　降糖消渴颗粒及吡格列酮对各组小鼠 FBG 的影响

注：同表 3-10。

正常组小鼠 FBG 值则长期平稳保持在一个较低的水平与各时间段模型组小鼠相比差异明显（$P < 0.01$）。吡格列酮具有良好的降低 FBG 的作用，服用吡格列酮的糖尿病 KK-Ay 小鼠在第 4、第 5、第 7 周 FBG 水平低于模型组小鼠（$P < 0.05$），而在第 1、第 3、第 6、第 9、第 10 周 FBG 较模型组降低程度更为显著（$P < 0.01$）。中剂量降糖消渴颗粒在第 4、第 7 周降低了 KK-Ay 小鼠的 FBG，而低剂量降糖消渴颗粒则在第 4、第 5、第 6 周时效果较好，与模型组相比有统计学意义（$P < 0.05$）。高剂量降糖消渴颗粒虽也在一定程度上降低了 KK-Ay 小鼠空腹血糖，但无统计学差异（$P > 0.05$）。

（二）口服葡萄糖耐量对比结果

由表 3-11、图 3-6 可以看出，给药 4 周末，各组小鼠禁食不禁水 8h 后，尾尖取血测量小鼠血糖并记录为 0min 血糖值，结果显示，模型组小鼠血糖值与正常小鼠比较显著升高（$P < 0.01$），药物治疗 4 周后，各治疗组小鼠血糖水平虽显著高于正常小鼠，但均低于模型组，且差异具有统计学意义（$P < 0.01$）。称量各组小鼠体重，按照体重数值给予相应体积葡萄糖注射液（2g/kg）灌胃，分别于灌胃后 30min、60min、120min 采集尾尖血测定并记录各时间点血糖值。测量数据发现，口服相同剂量的葡萄糖后，所有小鼠血糖均先升高，至峰值后逐步下降，体现了葡萄糖在体内吸收代谢的过程。结果显示，各剂量降糖消渴颗粒在 30min、60min、120min 分钟的时间点均不能有效降低 KK-Ay 小鼠血糖水平，与模型组小鼠这三个时间的血糖值相比无差异（$P > 0.05$）；吡格列酮组小鼠在 120min 时间点时血糖值较模型组小鼠显著降低（$P<0.01$），且整体 OGTT 曲线下面积也小于模型组（$P<0.05$）。

表 3-11　降糖消渴颗粒及吡格列酮给药 4 周后对各组小鼠 OGTT 的影响（$\pm s$）

组别	剂量 （g/kg）	Glucose（mmol/L）				AUC [mmol/（h·L）]
		0min	30min	60min	120min	
正常组	—	5.05 ± 0.30**	9.98 ± 1.68**	8.43 ± 1.67**	5.37 ± 0.45**	15.26 ± 1.50**
模型组	—	22.58 ± 3.22	31.20 ± 3.43	29.47 ± 5.06	29.65 ± 3.67	58.17 ± 2.33
吡格列酮组	0.006 5	13.95 ± 3.40**	29.63 ± 2.87	25.52 ± 2.88	18.58 ± 3.72**	46.73 ± 2.68**
降糖消渴颗粒组	7	17.65 ± 2.45**	31.82 ± 1.98	30.67 ± 2.53	27.38 ± 3.12	57.01 ± 3.69
	3.5	15.52 ± 3.08**	30.27 ± 3.05	30.67 ± 2.11	28.97 ± 3.45	56.50 ± 2.63
	1.75	15.90 ± 2.64**	31.38 ± 2.93	27.38 ± 5.22	27.15 ± 3.98	53.78 ± 5.73

注：正常组为 C57BL/6J 小鼠，余为 KK-Ay 小鼠，$n=8$。与模型组比较，*$P<0.05$，**$P<0.01$。AUC[mmol/（h·L）]=0.5×（FBG0 min + FBG30 min）/2+0.5×（FBG30 min + FBG60 min）/2+1×（FBG60 min + FBG120min）/2。

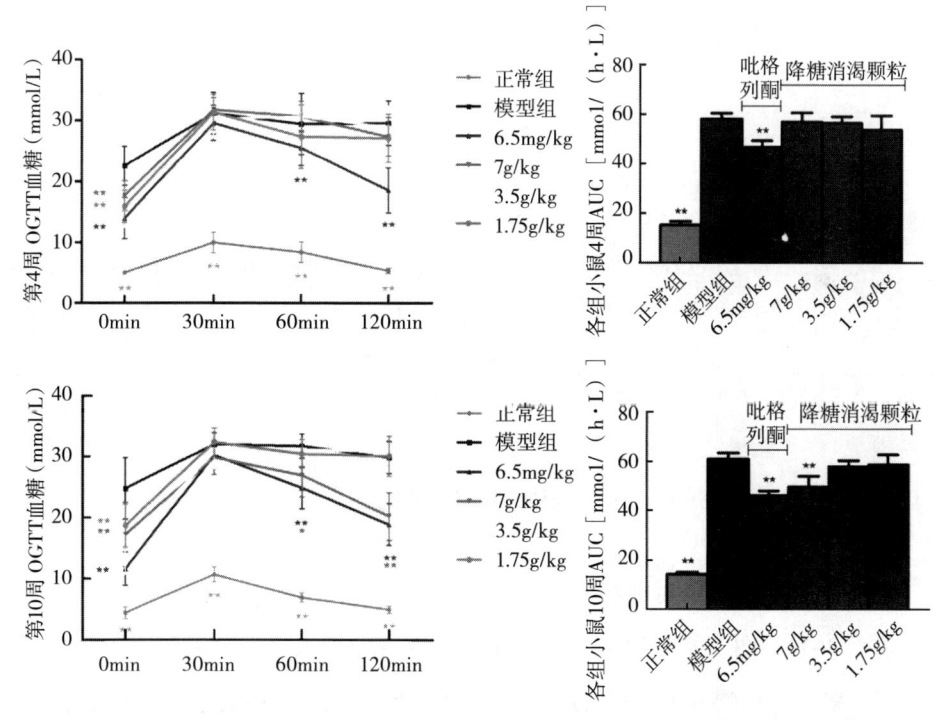

图 3-6　降糖消渴颗粒及吡格列酮给药 4 周和 10 周后对各组小鼠 OGTT 的影响
注：同表 3-11、表 3-12。

在给药治疗 10 周末重复上述 OGTT 步骤，表 3-12、图 3-6 显示，0min 时模型组小鼠血糖水平仍高于正常小鼠（$P < 0.01$），各治疗组小鼠血糖水平均显著低于模型组（$P < 0.01$）。OGTT 开始后，各剂量降糖消渴颗粒及吡格列酮均未改善 30min 时间点各 KK-Ay 小鼠的血糖；在 60min 和 120min 时间点，吡格列酮与高、中剂量降糖消渴颗粒均降低了 KK-Ay 小鼠的血糖水平，与同时间点的模型组小鼠比较差异性显著（$P < 0.05$，$P < 0.01$），OGTT 曲线下面积也有所减少（$P < 0.01$）。而低剂量降糖消渴颗粒并未在第 10 周的 OGTT 实验中表现出影响血糖水平的作用，OGTT 曲线下面积改善亦不明显，说明给予 KK-Ay 小鼠低剂量降糖消渴颗粒 10 周后仍不能改善其糖耐量。本实验发现，高脂饲料诱导的 2 型糖尿病 KK-Ay 小鼠糖耐量明显低于正常小鼠，成功复制了 T2DM 的模型，给予吡格列酮和高、中剂量降糖消渴颗粒均可以提高糖尿病小鼠糖耐量，降糖消渴颗粒起效晚于吡格列酮。

表 3-12　降糖消渴颗粒及吡格列酮给药 10 周后对各组小鼠 OGTT 的影响（$\pm s$）

组别	剂量 （g/kg）	Glucose（mmol/L）				AUC [mmol/ （h·L）]
		0min	30min	60min	120min	
正常组	—	4.45 ± 0.98**	10.73 ± 1.26**	6.94 ± 0.73**	4.97 ± 0.54**	14.16 ± 0.88**
模型组	—	24.81 ± 5.01	32.02 ± 1.93	31.75 ± 1.99	29.88 ± 2.59	60.97 ± 2.43
吡格列酮组	0.006 5	11.67 ± 2.72**	30.25 ± 2.15	24.92 ± 3.44**	18.93 ± 3.42**	46.20 ± 1.89**
降糖消渴颗粒组	7	17.28 ± 5.30**	29.88 ± 2.77	26.98 ± 3.49*	20.27 ± 3.91**	49.63 ± 4.42**
	3.5	15.18 ± 4.45**	30.75 ± 2.63	31.25 ± 1.72	30.70 ± 2.07	57.96 ± 2.38
	1.75	18.75 ± 3.58**	32.38 ± 2.39	30.45 ± 2.36	30.13 ± 3.27	58.78 ± 3.91

注：正常组为 C57BL/6J 小鼠，余为 KK-Ay 小鼠，$n=8$。与模型组比较，$^*P < 0.05$，$^{**}P < 0.01$。

三、对血清 FINS、ISI、HbAlc 的影响

（一）血清 FINS 对比结果

由表 3-13、图 3-7 可以看出，高脂饲料喂养的 KK-Ay 小鼠血清中 FINS 含量显著高于普通饲料喂养的 C57BL/6J 小鼠（$P < 0.01$），处于高胰岛素血状态；与模型组相比，吡格列酮、低剂量降糖消渴颗粒可以降低 KK-Ay 小鼠血清中 FINS 含量

表 3-13　降糖消渴颗粒及吡格列酮对各组小鼠血清 FINS、ISI、HbAlc 的影响（ ±s ）

分组	剂量 （ g/kg ）	FBG （ mmol/L ）	FINS （ m IU/L ）	ISI	HbAlc （ % ）
正常组	—	6.65 ± 1.38**	6.30 ± 1.86**	−3.68 ± 0.32**	4.30 ± 0.35**
模型组	—	25.33 ± 5.84	79.17 ± 12.56	−7.57 ± 0.35	9.30 ± 0.81
吡格列酮组	0.006 5	11.87 ± 3.11**	56.30 ± 5.79*	−6.47 ± 0.33**	7.00 ± 0.77**
降糖消渴颗粒组	7	16.68 ± 6.16*	45.80 ± 9.73**	−6.56 ± 0.51**	8.04 ± 0.83**
	3.5	14.27 ± 5.38**	37.52 ± 8.33**	−6.16 ± 0.28**	7.53 ± 1.10**
	1.75	18.32 ± 8.13	48.67 ± 11.57*	−6.69 ± 0.48**	8.71 ± 0.46

注：正常组为 C57BL/6J 小鼠，余为 KK-Ay 小鼠，$n=8$。与模型组比较 *$P < 0.05$，**$P < 0.01$。
ISI=Ln[1/（空腹血糖 × 空腹胰岛素）]

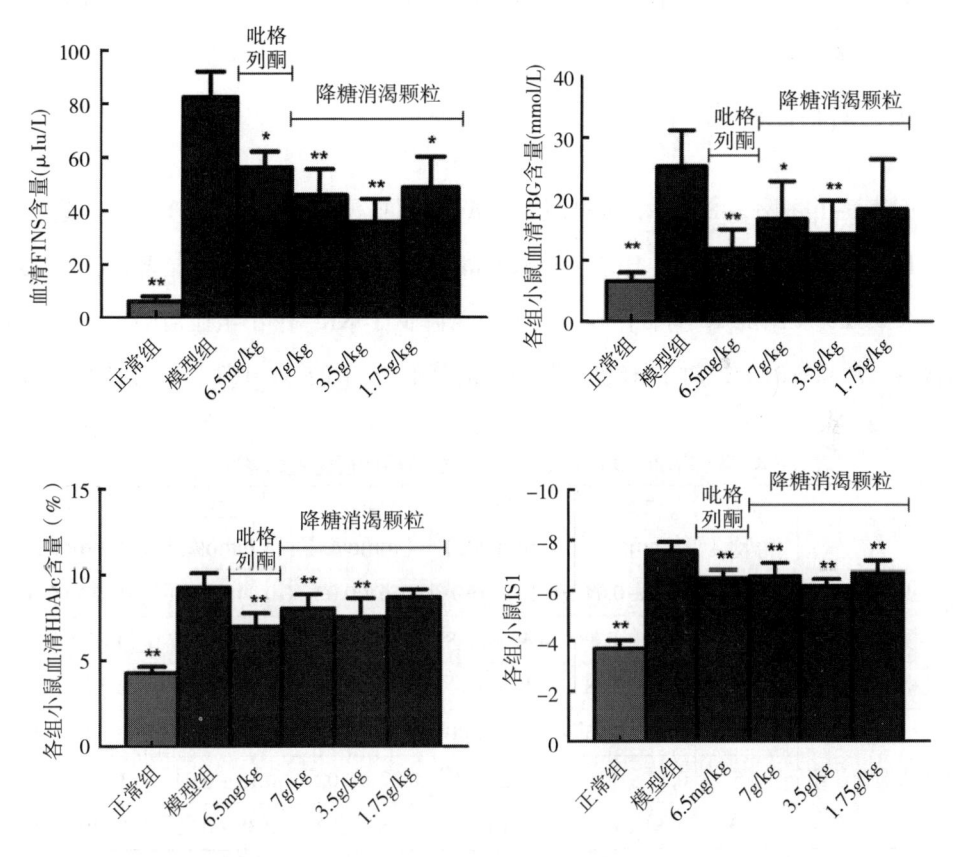

图 3-7　降糖消渴颗粒及吡格列酮对各组小鼠血清 FINS、ISI、HbAlc 的影响
注：同表 3-13。

（$P < 0.05$）；高、中剂量降糖消渴颗粒可以降低KK-Ay小鼠血清FINS值（$P < 0.01$）。

（二）ISI 对比结果

计算其ISI可发现，高脂饲料喂养的KK-Ay小鼠胰岛素敏感性较正常组小鼠明显降低（$P < 0.01$），吡格列酮及各剂量降糖消渴颗粒的治疗可显著提高糖尿病KK-Ay小鼠的胰岛素敏感性，与模型组比较具有统计学意义（$P < 0.01$）。

（三）HbAlc 对比结果

比较各组小鼠HbAlc可以看出，模型组与其它各治疗组小鼠血清中HbAlc显著高于正常组小鼠（$P < 0.01$），说明KK-Ay小鼠高血糖状态持续较长时间，可能在高脂饲料诱导中期阶段就已经出现了血糖的升高。与模型组相比，吡格列酮、高、中剂量降糖消渴颗粒均显著降低了HbAlc水平，差异具有统计学意义（$P < 0.01$）。

四、对血脂的影响

如表3-14、图3-8所示，模型组KK-Ay小鼠血清中三酰甘油（TAG）、总胆固醇（TC）、高密度脂蛋白（HDL）和低密度脂蛋白（LDL）水平均显著高于正常组（$P < 0.01$）。给药10周后，吡格列酮显著降低了KK-Ay小鼠血清中TAG、LDL的含量（$P < 0.01$），对TAC也具有一定的降低作用（$P < 0.01$），而HDL水平

表 3-14 降糖消渴颗粒对 T2DM 小鼠血清中脂质含量的影响（$\pm s$）

分组	剂量 （g/kg）	TAG （mmol/L）	TC （mmol/L）	HDL （mmol/L）	LDL （mmol/L）	FFA （mmol/L）
正常组	—	0.39 ± 0.04**	1.10 ± 0.30**	0.16 ± 0.02**	0.24 ± 0.05**	0.32 ± 0.03**
模型组	—	0.82 ± 0.08	4.40 ± 0.58	0.33 ± 0.03	0.53 ± 0.07	1.85 ± 0.23
吡格列酮组	0.006 5	0.45 ± 0.08**	3.40 ± 0.54*	0.52 ± 0.08**	0.40 ± 0.07**	1.54 ± 0.13
降糖消渴颗粒组	7	0.64 ± 0.05**	4.20 ± 1.00	0.37 ± 0.05	0.38 ± 0.06**	1.68 ± 0.22
	3.5	0.35 ± 0.06**	2.80 ± 0.53**	0.27 ± 0.02**	0.13 ± 0.04**	1.41 ± 0.19*
	1.75	0.81 ± 0.04	3.20 ± 0.56**	0.25 ± 0.02**	0.35 ± 0.02**	1.34 ± 0.08**

注：正常组为C57BL/6J小鼠，余为KK-Ay小鼠，$n=8$。TC：总胆固醇；TAG：三酰甘油；LDL-C：低密度脂蛋白胆固醇；HDL-C：高密度脂蛋白胆固醇；FFA：游离脂肪酸。与模型组比较 * $P < 0.05$，** $P < 0.01$。

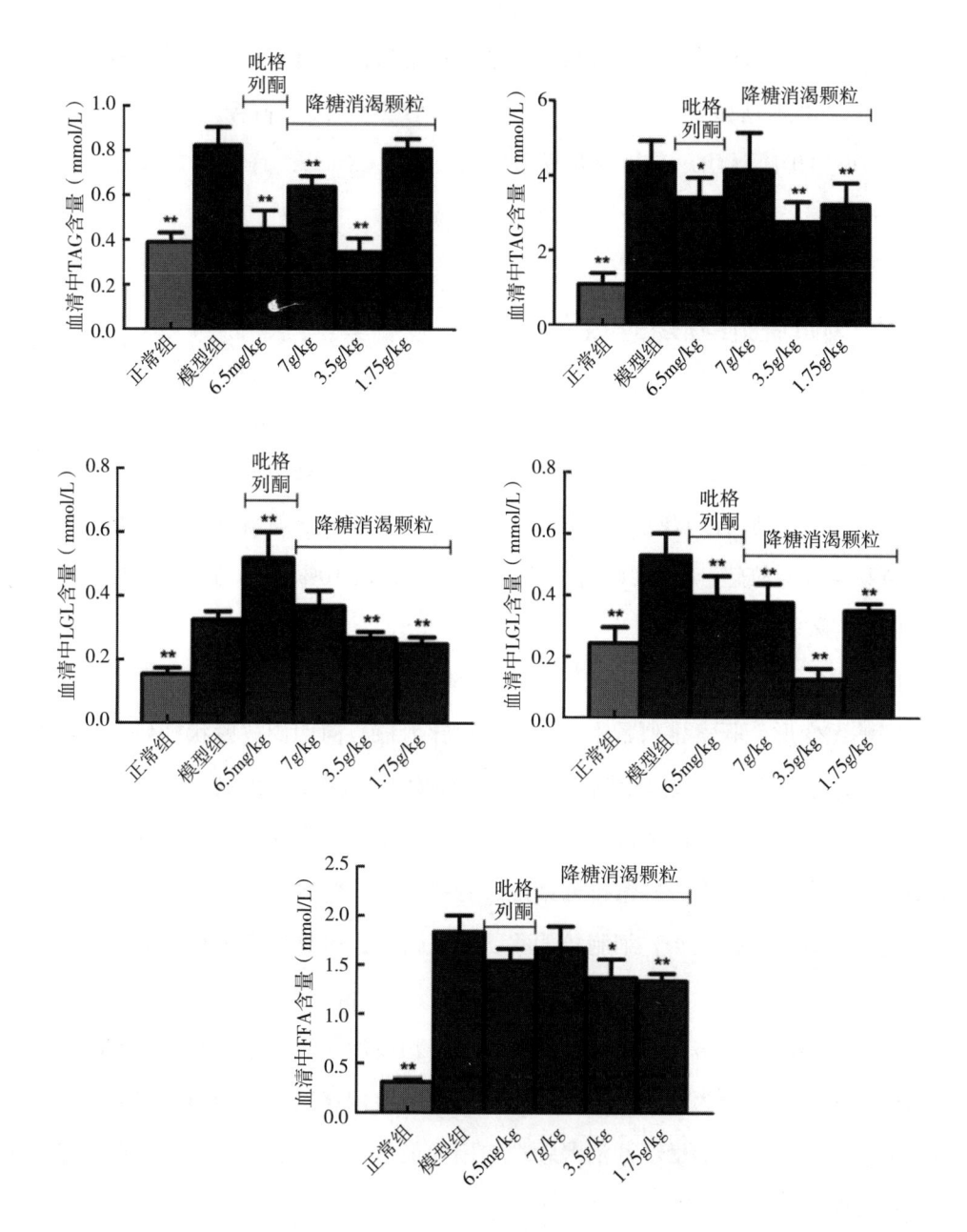

图 3-8　降糖消渴颗粒对 T2DM 小鼠血清中脂质含量的影响

注：同表 3-14。

较模型组小鼠有所上升（$P < 0.01$）。高剂量降糖消渴颗粒可明显降低 KK-Ay 小鼠血清 TAG、LDL 含量（$P < 0.01$），对血清 TAC、HDL、FFA 无明显改善作用

（$P > 0.05$）；中剂量降糖消渴颗粒对血脂各项指标均有良好的改善作用（$P < 0.01$），FFA 也有所减少（$P < 0.05$）；KK-Ay 小鼠经低剂量降糖消渴颗粒治疗后，血清中 TC、HDL、LDL、FFA 含量显著降低（$P < 0.01$），而血清 TAG 并无改善（$P > 0.05$）。

五、对肝脏组织形态学改变的影响

肉眼观察可见，正常组 C57BL/6J 小鼠肝脏外观呈黯红色，大小适中，被膜光滑，边缘较锐，质韧有弹性，密度较大，放入 10% 福尔马林固定时沉入管底；模型组 KK-Ay 小鼠肝脏外观颜色发黄，有油腻感，体积较正常肝脏明显增大，表面不光滑甚至有颗粒感，边缘圆钝，质疏松绵软，放入 10% 福尔马林固定时悬浮于液体中或沉入管底。

肝脏 HE 染色镜下观察显示，正常组 C57BL/6J 小鼠肝小叶结构正常，门管区结构完整无变形，肝索排列紧密，以中央静脉为核心向四周放射状排列，肝细胞呈多角形，中央有一个或多个圆形细胞核；模型组及各给药组 KK-Ay 小鼠肝组织正常结构均有不同程度的紊乱和脂肪变，以模型组小鼠最为严重，镜下可见肝血窦增宽，中央静脉变形，肝索排列紊乱，有些部位门管区结构不可分辨。肝细胞肿胀复合水肿（水样变），细胞核偏移，胞浆疏松，可见红色颗粒状物质，局部有炎性细胞浸润，靠近肝脏表面的位置散在大小不等的脂肪性空泡，有些也出现在中央静脉周围。吡格列酮与各剂量降糖消渴颗粒治疗后肝脏病变具有不同程度的减轻，肝索排列较为有序，细胞肿胀减轻，胞核偏移减少，脂肪性空泡数量也有所减少，以高、中剂量降糖消渴颗粒作用为最佳，但高剂量降糖消渴颗粒组肝组织内炎性细胞浸润增多。

六、对肝脏脂质含量的影响

如表 3-15、图 3-9、图 3-10 所示，模型组小鼠肝脏组织中 TAG、TC、LDL 含量均显著高于正常小鼠（$P < 0.01$），这与血清中含量趋势一致，而HDL含量较正常组低（$P < 0.01$）。给药10周后，服用吡格列酮的糖尿病小鼠肝脏中TAG、HDL、LDL含量均有所改善，而吡格列酮并无明显降低肝脏中TC含量的作用（$P > 0.05$）。低剂量降糖消渴颗粒可降低肝脏中TAG($P < 0.05$)并显著提升HDL含量($P <$

表3-15 降糖消渴颗粒对T2DM小鼠肝脏中脂质含量的影响（$\pm s$）

分组	剂量 (g/kg)	TAG (μmol/g)	TC (μmol/g)	HDL (μmol/g)	LDL (μmol/g)
正常组	—	45.99 ± 7.79**	8.77 ± 1.58**	11.15 ± 1.98**	1.83 ± 0.24**
模型组	—	224.25 ± 44.77	40.44 ± 3.27	7.95 ± 0.80	4.63 ± 0.88
吡格列酮组	0.006 5	166.42 ± 27.51*	37.02 ± 3.52	9.75 ± 1.66*	3.23 ± 0.35**
降糖消渴颗粒组	7	153.73 ± 15.76*	35.66 ± 3.80*	9.39 ± 0.96*	3.52 ± 0.40*
	3.5	143.78 ± 25.01**	32.25 ± 3.46**	9.94 ± 1.24*	3.68 ± 0.24*
	1.75	161.95 ± 21.73*	37.75 ± 3.46	11.41 ± 2.06**	4.07 ± 0.24

注：正常组为C57BL/6J小鼠，余为KK-Ay小鼠，$n=8$。TC：总胆固醇；TAG：三酰甘油；LDL-C：低密度脂蛋白胆固醇；HDL-C：高密度脂蛋白胆固醇；与模型组比较 * $P < 0.05$，** $P < 0.01$。

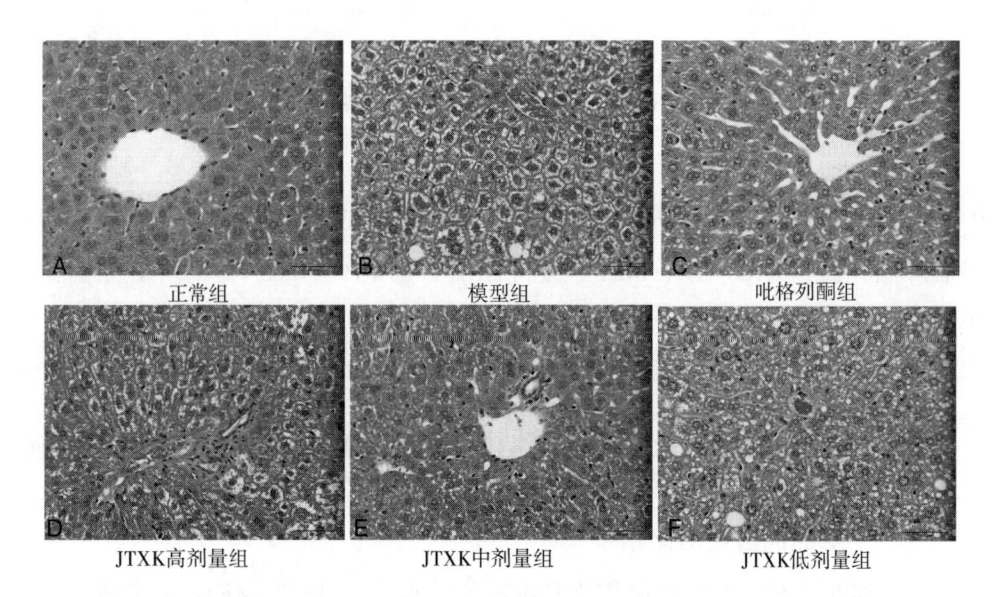

图3-9 降糖消渴颗粒及吡格列酮治疗后各组小鼠肝脏HE染色结果（40x）

注：正常组为C57BL/6J小鼠，余为KK-Ay小鼠。A：正常组；B：模型组；C：吡格列酮组；D：JTXK高剂量组；E：JTXK中剂量组；F：JTXK低剂量组。

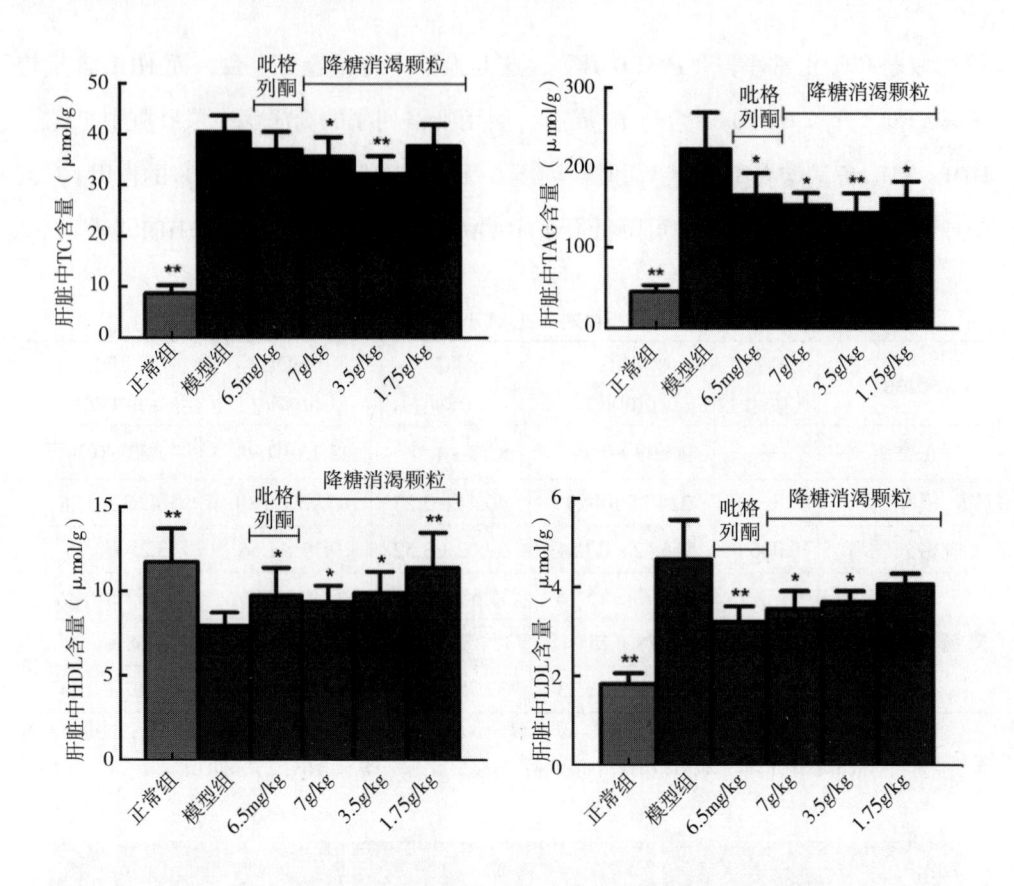

图 3-10　降糖消渴颗粒对 T2DM 小鼠肝脏中脂质含量的影响
注：同表 3-15。

0.01），但对 TAC、LDL 无明显作用（$P > 0.05$）；中、高剂量降糖消渴颗粒均可显著降低肝脏中 TAG、TC、LDL 并提高 HDL 含量（$P < 0.05$），而中剂量降糖消渴颗粒降低肝脏中 TAG、TC 含量作用较高剂量更佳。

七、对肝脏糖原储备量及肝脏糖原合成激酶 -3α mRNA 表达的影响

（一）糖原储备量对比结果

模型组小鼠与正常组小鼠相比肝细胞肿胀明显，门管区结构不可分辨，肝索排列紊乱，肝组织内存在较多大小不一的脂肪性空泡，胞浆中散在分布较少紫红色肝糖原颗粒；经吡格列酮与各剂量降糖消渴颗粒治疗 10 周后，肝脏各病理改变

均有不同程度减轻，胞浆中肝糖原颗粒分布均匀且广泛，尤其是降糖消渴颗粒治疗各组，较模型组明显增多（图 3-11）。由表 3-16、图 3-12 可以看出，由于肝脏脂肪化变性，肝细胞正常结构遭到破坏，糖原合成及储备能力较正常肝细胞明显下降，因此，模型组肝糖原数目很少；经吡格列酮组与高、中剂量降糖消渴颗粒治疗后，肝脏糖原储备能力均有不同程度增强，但吡格列酮组和高剂量降糖

| A 正常组 | B 模型组 | C 吡格列酮组 |
| D JTXK高剂量组 | E JTXK中剂量组 | F JTXK低剂量组 |

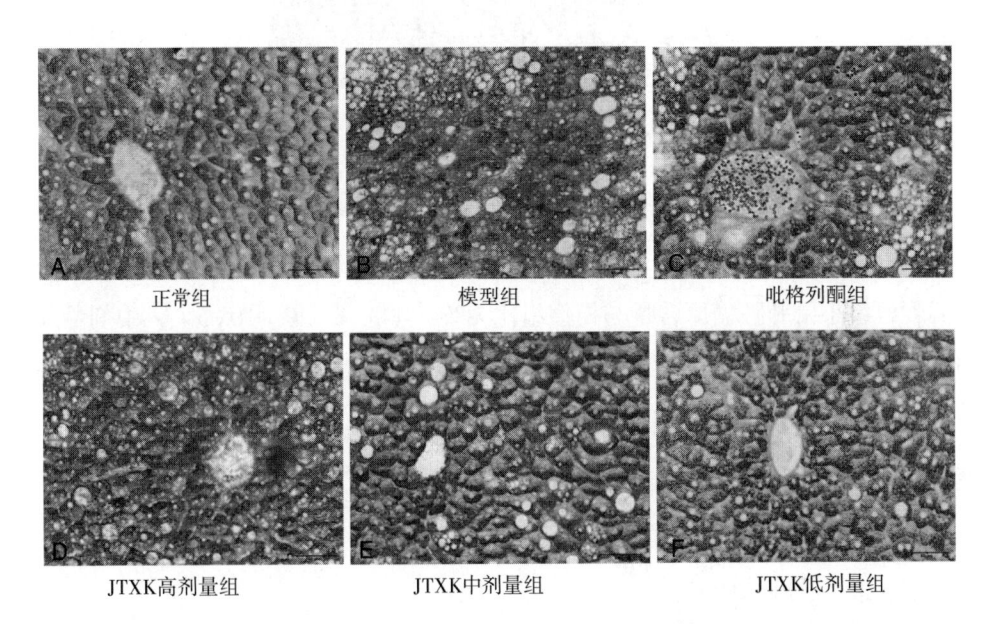

图 3-11 降糖消渴颗粒及吡格列酮对各组小鼠肝脏糖原储备量的影响（PAS 染色，40×）

注：正常组为 C57BL/6J 小鼠，余为 KK-Ay 小鼠。A：正常组；B：模型组；C：吡格列酮组；D：JTXK 高剂量组；E：JTXK 中剂量组；F：JTXK 低剂量组

表 3-16 降糖消渴颗粒及吡格列酮对各组小鼠肝脏糖原储备量的影响（$\pm s$）

分组	剂量（g/kg）	IOD/Area
正常组	—	$0.25 \pm 0.06^{**}$
模型组	—	0.51 ± 0.02
吡格列酮组	0.006 5	0.53 ± 0.06
降糖消渴颗粒组	7	0.62 ± 0.14
	3.5	$0.65 \pm 0.05^{*}$
	1.75	0.39 ± 0.06

注：正常组为 C57BL/6J 小鼠，余为 KK-Ay 小鼠，$n=5$。与模型组比较 $^{*}P < 0.05$，$^{**}P < 0.01$。

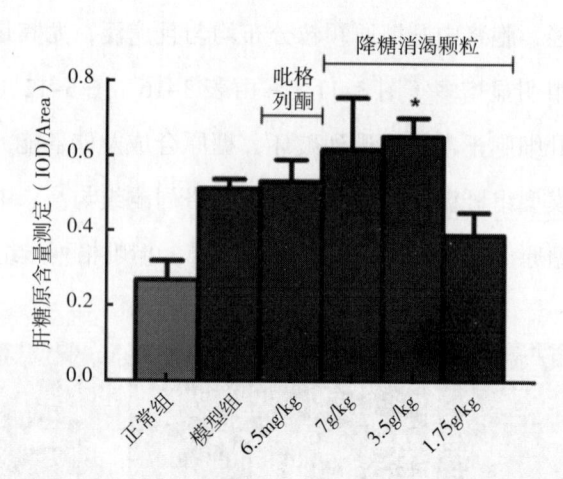

图 3-12　降糖消渴颗粒及吡格列酮对各组小鼠肝脏糖原储备量的影响（IOD/Area）
注：同表 3-16。

消渴颗粒组小鼠肝脏糖原含量与模型组比无统计学意义（$P > 0.05$），中剂量降糖消渴颗粒作用最佳（$P < 0.05$）。本实验中正常组小鼠肝糖原含量很低，这可能是因为正常组小鼠的标准饲料较糖尿病小鼠的高脂饲料提供的能量低，能转化为肝糖原储存在肝细胞内的量较少导致的。本实验表明，降糖消渴颗粒可以提高肝脏组织对糖原的储存能力，从而减少循环系统中葡萄糖的含量，起到降低血糖的作用，此外还减少了肝脏的糖异生。

（二）GSK-3α 的 mRNA 表达结果

本次实验溶解曲线显示，内参 β-actin、GSK-3αmRNA、IRS-1 mRNA、IRS-2 mRNA、Akt mRNA、PKCε mRNA、AMPKα mRNA、PPARα mRNA、Insig-1 mRNA、FAS mRNA、SREBP-1c mRNA、SREBP-2 mRNA 各基因的溶解曲线呈单峰形式，基线平稳无杂峰，说明扩增产物纯净，无非特异性扩增，无二聚体，RT PCR 所得 CT 值结果准确。各基因和内参的扩增曲线显示，曲线之间的平行度较好，扩增效率，定量具有准确性和可重复性，且各基因和内参的扩增效率一致，可使用 2-ΔΔCT 相对定量。

从表 3-17、图 3-13 可以看出，与正常组比较，模型组大鼠肝脏 GSK-3αmRNA 的表达显著上调（$P < 0.01$）；与模型组比较，高、中剂量降糖消渴颗

粒组 GSK-3αmRNA 的表达明显下调（$P < 0.01$）。由 RQ 可以看出，与正常组比较，模型组 GSK-3αmRNA 表达量升高约 1.89 倍，说明糖尿病小鼠肝脏 GSK-3α 基因表达量增加，而高、中剂量降糖消渴颗粒能够降低 GSK-3αmRNA 的表达，分别为模型组的 0.63 倍和 0.72 倍。吡格列酮和低剂量降糖消渴颗粒 GSK-3α 基因表达较模型组也有所下降（0.82 倍和 0.89 倍），但并无统计学意义（$P > 0.05$）。

表 3-17　降糖消渴颗粒及吡格列酮对各组小鼠肝脏 GSK-3αmRNA 表达的影响（$\pm s$）

组别	剂量（g/kg）	ΔCT	-ΔΔCT	RQ（倍）
正常组	—	6.55 ± 0.24	0	1.01 ± 0.16**
模型组	—	5.65 ± 0.22	0.90 ± 0.22	1.89 ± 0.32
吡格列酮组	0.006 5	5.93 ± 0.25	0.62 ± 0.25	1.56 ± 0.27
降糖消渴颗粒组	7	6.31 ± 0.19	0.24 ± 0.19	1.19 ± 0.15**
	3.5	6.13 ± 0.28	0.43 ± 0.28	1.37 ± 0.28**
	1.75	5.85 ± 0.38	0.70 ± 0.38	1.67 ± 0.43

注：正常组为 C57BL/6J 小鼠，余为 KK-Ay 小鼠，$n=4$。与模型组比较，**$P < 0.01$。
$\Delta CT = Ct_{GSK-3\alpha} - Ct_{\beta-actin}$，$\Delta\Delta CT = \Delta CT_{实验组} - \Delta CT_{正常组}$，$RQ = (2^{-\Delta\Delta CT})$

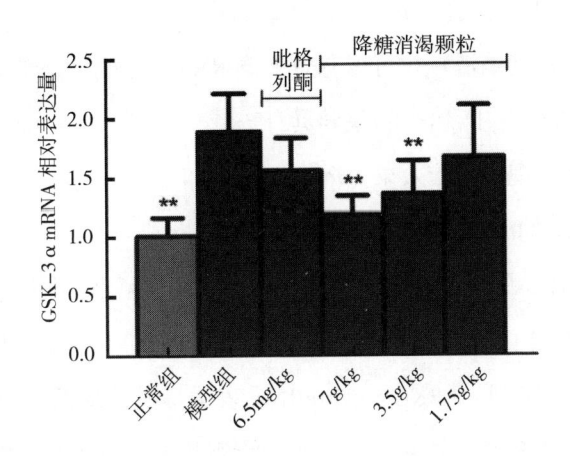

图 3-13　降糖消渴颗粒及吡格列酮对各组小鼠肝脏 GSK-3αmRNA 表达的影响
注：同表 3-17。

八、对胰岛素信号通路基因 mRNA 表达的影响

（一）IRS-1 的 mRNA 表达结果

在肝组织 IRS-1 的 mRNA 表达方面，模型组 KK-Ay 小鼠的表达量较正常组 C57BL/6J 小鼠显著下调，为正常组的 0.28 倍（$P < 0.01$）。吡格列酮可显著上调 IRS-1 的 mRNA 表达量（2.53 倍），与模型组相比差异性显著（$P < 0.01$），各剂量降糖消渴颗粒对 IRS-1 的 mRNA 表达量虽有不同程度上调，但与模型组相比较无统计学意义（$P > 0.05$）。

（二）IRS-2 的 mRNA 表达结果

从肝组织 IRS-2 的 mRNA 的表达量变化可以看出，模型组 KK-Ay 小鼠的表达量较正常组 C57BL/6J 小鼠显著下调（$P < 0.01$）。吡格列酮和高、中剂量降糖消渴颗粒均可以有效上调 KK-Ay 糖尿病小鼠肝脏中 IRS-2 的 mRNA 表达（5.25 倍、5.5 倍和 6.75 倍；$P < 0.01$），低剂量降糖消渴颗粒也具有一定效果（4 倍；$P < 0.05$）。

（三）Akt 的 mRNA 表达结果

从肝组织 Akt 的 mRNA 的表达量变化可以看出，模型组 KK-Ay 小鼠的表达量较正常组 C57BL/6J 小鼠显著下调，为正常组的 0.38 倍（$P < 0.01$）。与模型组相比，吡格列酮和中剂量降糖消渴颗粒可以有效上调 KK-Ay 糖尿病小鼠肝组织 AKT-1 的 mRNA 表达（1.66 倍，2.16 倍），差异具有统计学意义（$P < 0.01$），高、低剂量降糖消渴颗粒则未表现出治疗效果（$P > 0.05$）。

（四）PKCε 的 mRNA 表达结果

在肝组织 PKCε 的 mRNA 表达方面，模型组 KK-Ay 小鼠表达量是正常组 C57BL/6J 小鼠的 1.42 倍，但差异性不显著（$P > 0.05$）。经高剂量降糖消渴颗粒治疗后，糖尿病小鼠肝脏中 PKCε 的 mRNA 表达量显著降低（0.69 倍），与模型组相比差异性显著（$P < 0.01$），其余各治疗组均未明显改善 PKCε 的 mRNA 表达量，差异没有统计学意义（$P > 0.05$）（表 3-18，图 3-14）。

第三章 降糖消渴颗粒对 T2DM 小鼠胰岛素抵抗和肝脏糖脂代谢的影响

表 3-18 降糖消渴颗粒及吡格列酮对各组小鼠肝脏 IRS-1、IRS-2、Akt 和 PKCε mRNA 表达的影响（$\pm s$）

分组	剂量 （g/kg）	IRS-1 RQ（倍）	IRS-2 RQ（倍）	Akt RQ（倍）	PKCε RQ（倍）
正常组	—	1.07 ± 0.43**	1.01 ± 0.18**	1.01 ± 0.13**	1.06 ± 0.36
模型组	—	0.30 ± 0.15	0.04 ± 0.01	0.38 ± 0.05	1.50 ± 0.14
吡格列酮组	0.006 5	0.76 ± 0.16**	0.21 ± 0.06**	0.63 ± 0.03**	1.41 ± 0.16
降糖消渴颗粒组	7	0.34 ± 0.11	0.22 ± 0.03**	0.46 ± 0.12	1.04 ± 0.11
	3.5	0.53 ± 0.16	0.27 ± 0.11**	0.82 ± 0.19**	1.44 ± 0.24
	1.75	0.60 ± 0.21	0.16 ± 0.06*	0.48 ± 0.05	1.39 ± 0.22

注：正常组为 C57BL/6J 小鼠，余为 KK-Ay 小鼠，$n=4$。与模型组比较，$^*P<0.05$，$^{**}P<0.01$。
$\Delta CT = Ct_{目的基因} - Ct_{\beta-actin}$，$\Delta\Delta CT = \Delta CT_{实验组} - \Delta CT_{正常组}$，$RQ = (2^{-\Delta\Delta CT})$

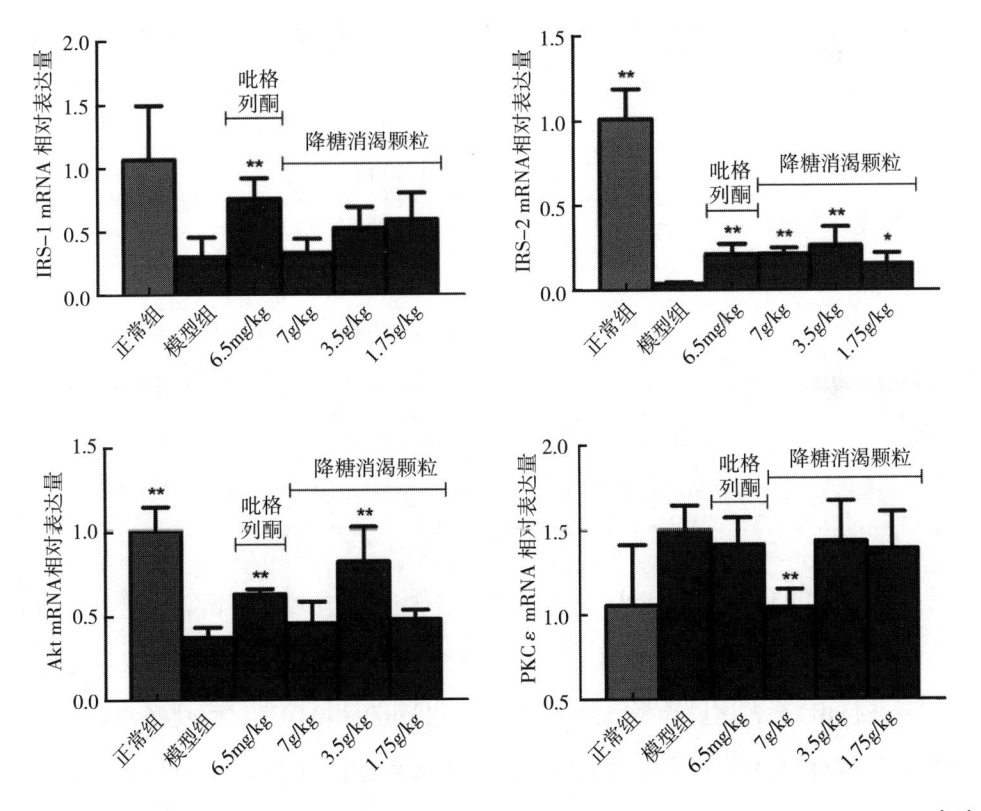

图 3-14 降糖消渴颗粒及吡格列酮对各组小鼠肝脏 IRS-1、IRS-2、Akt 和 PKCε mRNA 表达的影响

注：同表 3-18。

九、对肝脏脂质代谢基因 mRNA 表达的影响

（一）AMPKα 的 mRNA 表达结果

表 3-19、图 3-15 显示，从肝组织 AMPKα 的 mRNA 的表达量变化可以看出，模型组 KK-Ay 小鼠的表达量较正常组 C57BL/6J 小鼠显著下调，为正常组的 0.61 倍（$P < 0.01$）。与模型组相比，吡格列酮和中剂量降糖消渴颗粒可以有效上调 KK-Ay 糖尿病小鼠肝组织 AMPKα 的 mRNA 表达（1.39 倍，1.69 倍），差异具有统计学意义（$P < 0.01$），经低剂量降糖消渴颗粒治疗后也可增加 AMPKα 的 mRNA 表达（$P < 0.05$），高剂量降糖消渴颗粒则未表现出治疗效果（$P > 0.05$）。

表 3-19 降糖消渴颗粒及吡格列酮对各组小鼠肝脏 AMPKα、PPAR-α 基因表达的影响（$\pm s$）

分组	剂量（g/kg）	AMPKα RQ（倍）	PPAR-α RQ（倍）
正常组	—	1.01 ± 0.14**	1.02 ± 0.19**
模型组	—	0.61 ± 0.05	0.41 ± 0.07
吡格列酮组	0.006 5	0.85 ± 0.08**	0.75 ± 0.12
降糖消渴颗粒组	7	0.68 ± 0.09	1.43 ± 0.71**
	3.5	1.03 ± 0.14**	0.78 ± 0.21
	1.75	0.79 ± 0.08*	0.62 ± 0.06

注：正常组为 C57BL/6J 小鼠，余为 KK-Ay 小鼠，$n=4$。与模型组比较，*$P < 0.05$，**$P < 0.01$。
$\Delta CT = Ct_{目的基因} - Ct_{\beta-actin}$，$\Delta \Delta CT = \Delta CT_{实验组} - \Delta CT_{正常组}$，RQ=（2-$\Delta \Delta CT$）

在肝组织 PPAR-α 的 mRNA 表达方面，正常组 C57BL/6J 小鼠表达量是模型组 KK-Ay 小鼠的 2.49 倍，差异性显著（$P < 0.01$）。经高剂量降糖消渴颗粒治疗后，PPAR-α 的 mRNA 表达量升高至模型组的 3.49 倍（$P < 0.01$），而吡格列酮和中、低降糖消渴颗粒也不同程度提升 PPAR-α 的基因表达量（1.83 倍，1.9 倍和 1.5 倍），但差异没有统计学意义（$P > 0.05$）。

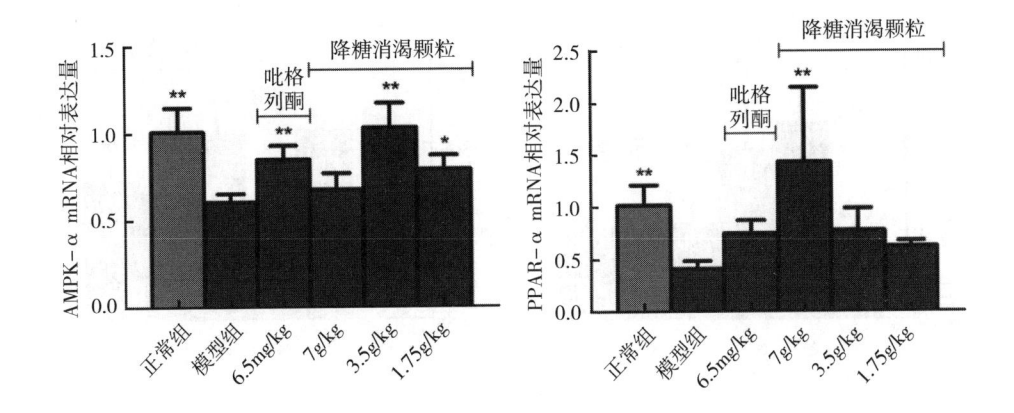

图 3-15 降糖消渴颗粒及吡格列酮对各组小鼠肝脏 AMPKα、PPAR-α 基因表达的影响
注：同表 3-19。

（二）FAS 的 mRNA 表达结果

由表 3-20、图 3-16 可以看出，在肝组织 FAS 的 mRNA 表达方面，模型组 KK-Ay 小鼠的表达量较正常组 C57BL/6J 小鼠上调，是其 1.75 倍（$P < 0.05$）。经中、低剂量降糖消渴颗粒治疗后，肝脏中 FAS 的 mRNA 表达量下调至模型组的 0.62 倍和 0.61 倍，差异具有统计学意义（$P < 0.05$），吡格列酮和高剂量降糖消渴颗粒也可将组织中 FAS 的 mRNA 表达量下调至模型组的 0.85 倍和 0.77 倍，但作用不显著（$P > 0.05$）。

表 3-20 降糖消渴颗粒及吡格列酮对各组小鼠肝脏 SREBP-1c、SREBP-2、Insig-1、FAS 基因表达的影响（$\pm s$）

分组	剂量（g/kg）	SREBP-1c RQ（倍）	SREBP-2 RQ（倍）	Insig-1 RQ（倍）	FAS RQ（倍）
正常组	—	1.01 ± 0.16**	1.00 ± 0.10**	1.01 ± 0.16**	1.02 ± 0.25*
模型组	—	2.23 ± 0.40	2.15 ± 0.17	0.19 ± 0.01	1.75 ± 0.33
吡格列酮组	0.006 5	1.93 ± 0.54	1.18 ± 0.12**	0.35 ± 0.07*	1.49 ± 0.50
降糖消渴颗粒组	7	1.08 ± 0.27**	2.10 ± 0.38	0.27 ± 0.05	1.34 ± 0.28
	3.5	1.04 ± 0.23**	1.43 ± 0.30**	0.44 ± 0.13*	1.08 ± 0.18*
	1.75	1.02 ± 0.12**	1.58 ± 0.25**	0.27 ± 0.09	1.07 ± 0.08*

注：正常组为 C57BL/6J 小鼠，余为 KK-Ay 小鼠，$n=4$。与模型组比较，*$P < 0.05$，**$P < 0.01$。
$\Delta CT = Ct_{目的基因} - Ct_{\beta-actin}$，$\Delta\Delta CT = \Delta CT_{实验组} - \Delta CT_{正常组}$，$RQ = (2^{-\Delta\Delta CT})$

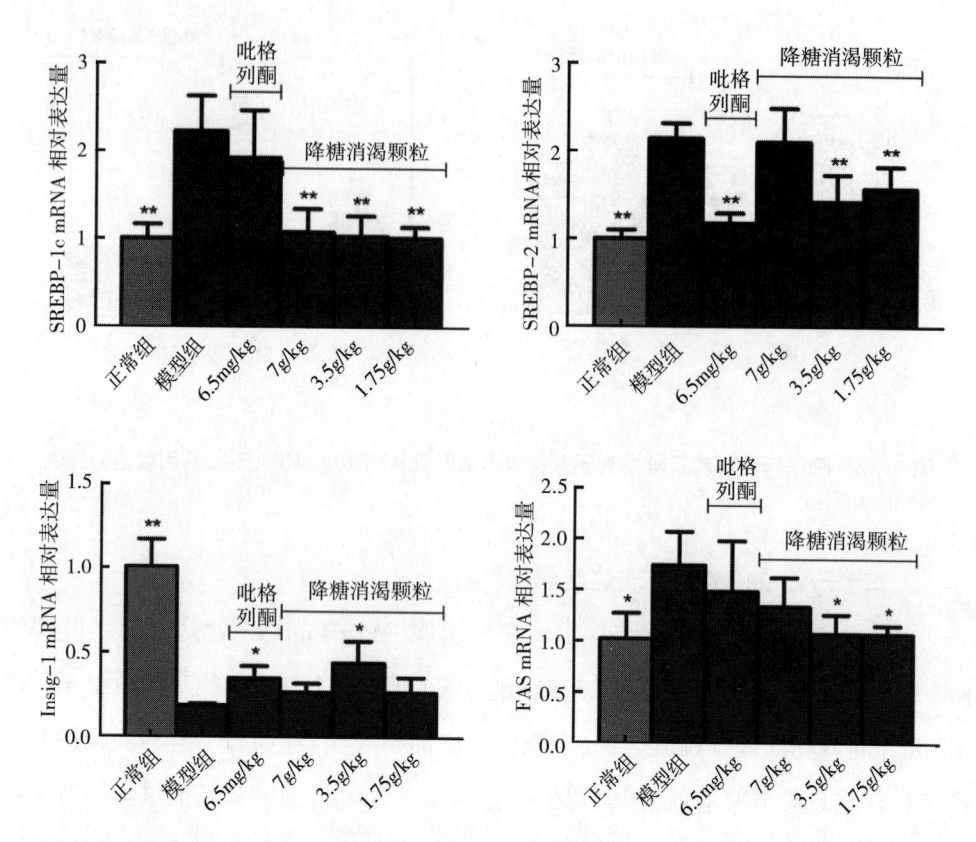

图 3-16 降糖消渴颗粒及吡格列酮对各组小鼠肝脏 SREBP-1c、SREBP-2、Insig-1、FAS 基因表达的影响

注：同表 3-20。

（三）SREBP 的 mRNA 表达结果

1. SREBP-1c

在小鼠肝组织 SREBP-1c 的 mRNA 的表达变化方面，模型组 KK-Ay 小鼠的表达量升高至正常组 C57BL/6J 小鼠的 2.23 倍，各剂量降糖消渴颗粒都表现出了下调其表达的效果，分别将肝脏中 SREBP-1c 的 mRNA 降至模型组的 0.48 倍，0.47 倍和 0.46 倍，差异性显著（$P<0.01$），而吡格列酮并没有表现出降低其表达的作用（$P>0.05$）。

2. SREBP-2

模型组 KK-Ay 小鼠肝组织中 SREBP-2 的 mRNA 的表达量是正常组 C57BL/6J

小鼠 2.15 倍，差异具有统计学意义（$P < 0.01$）。经吡格列酮和中、低剂量降糖消渴颗粒治疗后，各组小鼠肝脏中 SREBP-2 的 mRNA 的表达量分别下调至模型组的 0.55 倍、0.67 倍和 0.73 倍，具有显著差异（$P < 0.01$），高剂量降糖消渴颗粒并不能降低肝组织内 SREBP-2 的基因表达（$P > 0.05$）。

（四）Insig-1 的 mRNA 表达结果

在肝组织 Insig-1 的 mRNA 表达方面，正常组 C57BL/6J 小鼠表达量是模型组 KK-Ay 小鼠的 5.32 倍，模型组表达量显著减少（$P < 0.01$）。吡格列酮和中剂量降糖消渴颗粒均可上调 KK-Ay 小鼠肝脏内 Insig-1 的 mRNA 表达量（1.84 倍，2.32 倍），与模型组相比有差异（$P < 0.05$），高、低剂量降糖消渴颗粒并没有影响 SIRT1 的 mRNA 表达（$P > 0.05$）。

第四节 实验结果分析与讨论

一、动物模型选择依据

（一）IR 是糖尿病的重要特征

糖尿病的发病机制非常复杂，具有鲜明的发病特征，可产生多脏器的并发症。为了研制预防及治疗糖尿病的有效药物，选择符合人类糖尿病发病机制的动物模型尤为重要。胰岛素抵抗（IR）是多种内分泌代谢紊乱性疾病的共同发病机制，贯穿于糖尿病过程的始终，既是糖尿病的始发因素，也是其重要病理指征之一。糖尿病的多个病理环节如血糖升高、糖耐量下降、胰岛 β 细胞受损、胰岛素敏感性减低、高胰岛素血症、血脂异常、脂质代谢紊乱、肥胖、NAFLD 等都与 IR 密切相关。目前治疗糖尿病的方法多从改善 IR、增加胰岛素敏感性方面入手。针对 IR 进行治疗既可以减轻糖尿病的临床症状，延缓糖尿病的发展进程，同时还可以起到降低糖尿病及其并发症的发生率和死亡率的积极作用。

（二）肝脏是糖脂代谢的主要场所

肝脏是胰岛素发挥作用的主要靶器官，在维持机体葡萄糖稳态、脂质代谢平衡方面起着非常重要的作用。在葡萄糖稳态方面，肝脏一方面受胰岛素/胰高血糖素调控，通过进食/禁食周期，调控葡萄糖的消耗与储存；另一方面，肝细胞拥有多条由酶和转录因子介导的葡萄糖感应系统，根据体内葡萄糖含量的变化调节肝脏对葡萄糖的利用率；除此之外，线粒体、内质网作为肝细胞内重要的细胞器，可扮演能量感受器和胰岛素信号通路调节器的角色，参与机体葡萄糖稳态的调控。在脂质代谢方面，由饮食摄入的脂类以乳糜微粒的形式进入肝细胞，在肝脏脂肪酶的作用下合成脂肪酸、胆固醇、磷脂等供机体利用；另有部分葡萄糖可通过转化为乙酰辅酶 A 进一步合成脂肪酸；肝脏还可通过脂质从头合成作用（DNL），将从膳食中获取的碳水化合物合成三酰甘油（TAG）。

当肝脏发生 IR 时，胰岛素无法发挥正常的生物学效应，肝脏调节糖脂功能异常，机体出现糖脂代谢紊乱。组织层面，肝糖原分解增多、合成能力下降，糖异生作用增强，两者共同造成肝脏释放大量葡萄糖入血，血糖升高；而肝脏 DNL 作用增强则导致肝脏利用糖类合成 TAG 增加，当超过自身对其的分解时，脂质就会沉积在肝脏中。分子层面，胰岛素信号传导异常，通路中的胰岛素受体底物 1 和 2 (IRS1/2) 的丝氨酸磷酸化激活增多，增加了肝糖的输出，导致血糖的升高；肝细胞内的固醇反应元件结合蛋白 1c（SREBP-1c）和碳水化合物反应元件结合蛋白（ChREBP）激活，肝脏 DNL 作用增强，脂质合成增加。而肝脏内脂质的积累反过来进一步加剧肝脏 IR，代谢紊乱加剧。

（三）2 型糖尿病动物模型的早期构建方法

胰岛素由胰腺组织的胰岛 β 细胞分泌入血，随循环系统运行全身，与靶器官上的相应受体结合，通过胰岛素信号通路发挥作用。人们最早使用胰腺组织切除法来复制人类糖尿病的动物模型，但胰腺组织不仅能分泌胰岛素，还产生多种消化酶帮助人体吸收消化饮食物中影响成分供人体利用，由于此种方法完全消除了胰腺的功能，需要补充多种胰酶以保持动物正常的机能。多年来科学家们不断摸索 2 型糖尿病动物模型的构建方法。目前，根据成模手段的不同，主要可分为三种：诱发性 T2DM 动物模型、自发性 T2DM 动物模型等。

1. 诱发性 T2DM 动物模型

诱发性 T2DM 动物模型多通过手术切除部分胰腺或化学药物特异性破坏胰岛 β 细胞以降低其胰岛素分泌的功能来实现，常常需要联合高糖高脂饮食的作用，一方面可以在不全部破坏胰岛 β 细胞的情况下加速 T2DM 动物的成模时间及病理进程，另一方面也更好地模拟了人类 T2DM 的发病机制。目前国内常用于破坏动物胰岛 β 细胞功能的药物主要有链脲佐菌素（STZ）和四氧嘧啶，此种方法具有成模率高、操作简便、成本较低等优点。但 STZ 的注射方法（静脉注射或腹腔注射）、注射剂量、次数、时间等尚无统一标准，这些关乎 STZ 致胰岛 β 细胞的损伤程度。且动物存在个体差异性，相同剂量 STZ 联合高脂饮食诱导的 T2DM 小鼠因耐受性不同、胰岛破坏或炎症程度不同，IR 程度不同等导致血糖均一性差，成模率不可控且二次实验重复性差等缺点，不利于综合评价所研制药物的有效性。使用转基因技术或基因敲除技术建立的 T2DM 模型可根据敲除的基因位点的不同出现不同的病理生理改变，能够获取该基因在该疾病中的独立生理功能，可用于研究糖尿病的发病机制。但人类 T2DM 的发病多是多基因共同作用的结果，且受环境影响较大，该项技术所建 T2DM 动物模型一方面与人类发病特点不符，另一方面对技术要求高，周期长，不适合在科学研究中广泛应用。

2. 自发性 T2DM 动物模型

自发性 T2DM 小鼠模型筛选有自发性糖尿病倾向的近交系纯种动物培育而成，没有人为因素的干预，发病过程与人类最为接近，具有人类糖尿病特征，且具有与人类相似的糖尿病发展进程，可并发多种糖尿病并发症，个体差异性小。本实验所用 KK-Ay 小鼠是具有多基因遗传背景的肥胖自发性糖尿病模型。早在 1957 年 Kondo 等人就发现 KK 小鼠随着年龄的增长和高能饮食诱导可自发肥胖、高血糖和高脂血症。Agouti 基因主要编码调控皮毛颜色，其部位的多种变异都会导致纯合子死亡，而黄色基因的变异，即 Ay 基因的杂合子则会表现为黄色皮毛和肥胖，将 Ay 基因导入 KK 小鼠后产生的 KK-Ay 小鼠则会在具有糖尿病遗传易感性的同时更易受外界环境的影响出现代谢综合征，由此诱发的 T2DM 与人类发病机制极为相近，是研究人类 T2DM 有效治疗方法的理想模型。

二、降糖消渴颗粒防治 2 型糖尿病的组方依据

（一）"立足肝脾肾，辨证治疗 2 型糖尿病"理论

高思华教授依据中医学对消渴病病因病机的基本认识及西医学对 2 型糖尿病生理病理特点的认识，结合多年临证经验，提出"立足肝脾肾，辨证治疗 2 型糖尿病"这一理论，以此为根本，辨治糖尿病及其各类并发症，每获奇效。该理论的主要内容是：2 型糖尿病的发病基础与肝、脾、肾三脏密切相关，无论哪一脏先病，都会渐次波及其余两脏，造成三脏同病、正虚邪实互见的局面。该理论中的正虚可为气、血、阴、阳等一种或多种精微物质的亏虚，邪实则多以气滞、血瘀、湿浊、燥热等为主要表现。而根据肝、脾、肾三脏发病的主次先后，正虚与邪实的性质、比重亦有不同，随之产生了不同的兼夹证（或并发症）。临床当分清主次，先脏腑定位，根据情况合理调节肝脾肾三脏功能，再虚实定性，损有余而扶不足，继而定位定性合参，抓住主证，顾及兼夹证，标本同治。该理论从中医角度动态地总结了 2 型糖尿病及糖尿病并发症的发生发展规律及辨证论治思路。

（二）降糖消渴颗粒的中医理论依据

降糖消渴颗粒复方是"从肝脾肾同调辨治 2 型糖尿病"的系列组方之一。降糖消渴颗粒就是肝脾肾同治的代表复方，以《伤寒杂病论》中张仲景经方地黄汤为底方加减化裁而成，既加入了益气生津、补气健脾的人参，又佐以清热燥湿、活血化瘀的黄连、苍术、丹参等，临床根据所病脏腑的先后顺序灵活调整方中药物的剂量，共奏健脾益气、滋肾平肝、养阴清热、活血化瘀之效。"立足肝脾肾辨证治疗 2 型糖尿病"的理论是结合了中医传统辨证论治、整体观的思想和西医对糖尿病的研究而创立的，打破了三消分治的传统认识。糖、脂肪、蛋白质皆属于中医学中水谷精微的范畴，《素问·经脉别论》有云"饮食入胃，游溢精气，上输于脾，脾气散精，上归于肺，通调水道，下输膀胱，水精四布，五经并行。"从这段经文中我们可以看出脾气"散精"的功能在人体对饮食营养物质代谢吸收方面所起到的重要作用。糖尿病所出现的三大营养物质的代谢紊乱，理应责之中

医所指的脾。脂质代谢异常会出现脂质在人体脂肪以外的组织异常堆积，糖尿病最易出现肝脏的脂质异常堆积，称为非酒精性脂肪性肝病，这也是T2DM常见并发症之一，可逐渐发展为非酒精性脂肪性肝炎、肝脏纤维化或硬化，是糖尿病致死的重要原因之一，这些异常堆积的脂类可辨证为中医"痰浊"。张志聪在《灵枢集注·五音五味》中指出："中焦之气，蒸津液化其精微……逸于外则皮肉膏肥，余于内则膏肓丰满。"若过食肥甘厚味，远远超过机体的需求，不仅会化成膏脂外溢于皮肉形成肥胖，还会储存在内脏引发脂肪肝等内脏肥胖性疾病。而饮食自倍势必损伤脾胃正常运化功能，脾胃失常，运化失司，水停成饮，湿聚成痰进一步加重高脂血症及肥胖、脂肪肝等病变。

1.2 型糖尿病与肾脏的关系

肾藏天癸，生命是人体肾精生藏化用的展现形式，肾中内济元阴，涵养元阳，为五脏阴阳之本。"阴者藏精而起亟也，阳者卫外而为固也"，阳气由阴精所化出，其本仍在阴精，而"阴阳之要，阳密乃固"（《素问·生气通天论》），阳气为"阴平"之关键。《金匮要略·消渴小便不利淋病脉证并治》云："男子消渴，小便反多……肾气丸主之。"肾气丸既开创了以补肾论治消渴的先河，也从另一个角度揭示了肾虚与消渴的因果关系。《丹溪心法》认为"热伏于下，肾虚受之……骨节酸疼……谓之消肾"，指出肾虚可出现消渴并发骨节疼痛。肾精亏虚，肾中阳、气、阴化生皆乏源。相火衰微，蒸腾气化失司，水液代谢异常，小便增多或小便不利。"肾主水，水泛亦为痰。"（《景岳全书·痰饮》），水液停滞不行，泛滥为痰，阻滞气机，脉络不利；血"得温则行，得寒则凝"，肾阳温煦作用不足，阴寒内生，血行不畅，滞而成瘀，脉络不利；肾气亏虚不固，精微物质失其固摄，直驱下焦随小便而出，则小便白浊如泔，久则脏腑失荣，脉络失养；肾阴不足，龙雷之火无所潜藏，相火妄动，血络灼伤，耗血伤津，瘀痰丛生。

糖尿病具有遗传易感性，且与生长激素等多种激素的分泌异常有关，这又与中医学中肾的功能不谋而合。肾为先天之本，主生长发育与生殖，蕴藏人体得之于父母的先天之精，因此，具有遗传特性，且与调节人体生长发育、生殖功能有关的激素都与中医肾脏的功能有关。

2. 2型糖尿病与脾脏的关系

"饮入于胃,游溢精气,上输于脾,脾气散精……水精四布,五经并行"(《素问·经脉别论》),此段经文形象描述了脾胃相互配合,将饮食物运化为水谷精微布散至全身和调节水液代谢的整个生理过程。《素问·太阴阳明论》曰:"四肢皆禀气于胃,而不得至经,必因与脾,乃得禀也。"明确了脾运化功能的正常在气血发挥内养五脏,外濡百节作用中的核心地位。《素问·奇病论》认为消渴是"五气之溢也,名曰脾瘅",在病因方面,又指出"此肥美之所发也,此人必数食甘美而多肥也。"若饮食不节,以酒为浆,嗜食厚味,超过了脾脏的运化能力,或禀赋不足,素体脾气亏虚,则脾失健运,肥甘不化,反成水湿为害。蒸于上焦,则上焦不通,肺失宣肃,荣卫不散,热气停中;囿于中焦,脾胃升清降浊之用受阻,则浊阴聚而生热;流于下焦,肾脏封藏之职失司,则真阴外泄,相火妄动,湿热互蕴,发为消渴。

而且"脾主湿,湿停为痰;肾主水,水泛亦为痰",加之体内痰浊"随气升降,无处不到,或在脏腑,或在经络",注入血脉出现高脂血症,溢于皮下发生肥胖,聚于肝脏引发脂肪肝。痰性胶固黏腻,阻压在脉道中致血流凝滞,久而成瘀,痰致瘀,瘀致痰,痰瘀互结,致使糖尿病病情复杂多变而病程缠绵。

3. 2型糖尿病与肝脏的关系

糖尿病发病与中医肝脏也有着千丝万缕的联系,肝病导致糖尿病的病机可从"用"和"体"两方面进行分析。一方面,肝为刚脏,主情志,性喜条达,在志为怒,主疏泄之职,斡旋一身气机的升降出入,此为肝之"用"。《灵枢·五变》言:"怒则气上逆,胸中蓄积……血脉不行……故为消瘅",指出情志因素是糖尿病的诱因,肝志过急则气机升降失常,气滞血瘀,郁结化火,火旺血耗津伤,致令消渴。《伤寒论·辨厥阴病脉证并治法》云:"厥阴之为病,消渴……",确立了肝病与消渴之间的关系。黄元御在《素灵微蕴·消渴解》提到"金不右降,则火逆而生上热,木不左升,则水陷而生下寒……而消渴之病,则独责肝木而不责肺金。"认为消渴病之源在厥阴,是由木郁生风,风火合邪所致。另一方面,肝藏血,此为肝之"体"。"肝脆则善病消瘅易伤"(《灵枢·本脏》),"肝脉……微小为消瘅"(《灵枢·邪气脏府病形》），肝虚之人具有消渴易感性，而肝脉微小为肝脏阴血亏虚，无法充盈血脉之象，盖阴不配阳，肝阳上亢，虚火浮动，下汲真阴，阴虚燥热并见，致令消渴。

中医的肝脏主疏泄，而其疏泄功能主要体现在对情志的条畅、饮食物的消化吸收和维持气血津液的正常运行方面。肝脏疏泄不及，人体会出现抑郁、多愁善感，情志不畅，而疏泄太过则会出现狂躁易怒、失眠多梦等现象，无论哪种精神刺激都会引发人体交感神经兴奋，加快机体对物质能量的消耗，引发代谢的紊乱，所以，目前糖尿病的发病率逐年升高与当今社会生活节奏快、竞争压力大不无关系。

肝脏的疏泄功能还有利于保持脾升胃降及脾脏升清降浊、泌别清浊的正常生理功能，脾胃功能正常才能保证机体对饮食物的正常消化吸收和利用。肝失疏泄出现木旺乘克脾土或土虚木侮的现象，中医学中的脾脏在糖尿病发病中的重要作用前面已经有所论述，肝和脾也可相并为共同介导糖尿病的发生。肝主疏泄功能的另一表现就是维持气血津液的正常运行，虽然此处的气血津液有别于西医常说的血液、体液等体内一切液态组织，中医学的气血津液在涵盖了西医的范畴之外又赋予了其功能上的体现。肝失疏泄可致血瘀，是指血液停留或血液运行不畅。人体多数器官的血管只受交感神经支配，交感神经兴奋，一方面使交感肾上腺髓质系统分泌的肾上腺素与去甲肾上腺素分泌量增加，升高血糖，直接作用于肝糖原，促进其分解，产生葡萄糖入血；另一方面则是起到直接收缩血管的作用，增加血流的循环阻力，提高动脉血压，在血压升高的同时血流速度也会减缓。交感神经持续兴奋，血压长期维持在一个较高的水平会引发周围小动脉、毛细动脉的玻璃样变，与高脂血症造成的微小血管缺氧一起介导糖尿病视网膜病变、糖尿病肾病。

三、对一般情况及肝脏糖脂代谢的影响

（一）摄食量、体重、肝体重比、FBG 及 OGTT 结果分析

1. 高脂饮食诱导实验动物空腹血糖升高

T2DM 是慢性进展性疾病，在发病初期常以胰岛素敏感性下降为主，随着病情

的进展，出现以胰岛素敏感性下降为主并伴胰岛素分泌缺陷的代谢紊乱。这一病理变化造成了空腹血糖和餐后血糖升高。过高的血糖加重了胰岛 β 细胞的负担，持续损伤胰岛功能，并造成微血管损伤，成为各种糖尿病并发症发生的主要原因，因此，血糖水平是确诊糖尿病的主要依据，也是判断病情和预后的重要指标。本实验中所用 8 周龄 KK-Ay 小鼠在高脂饮食诱导 4 周即出现明显的 FBG 升高，且在实验过程中表现出较同周龄 C57BL/6J 小鼠饮食量增加、体重增长迅速、口服糖耐量异常等特点，与人类发病症状基本一致。

2. 降糖消渴颗粒通过控制摄食量减缓体重增长

在治疗过程中，吡格列酮及各剂量降糖消渴颗粒均没有显著增加小鼠的摄食量，从趋势上看，吡格列酮组 KK-Ay 小鼠摄食稍有增加，这与噻唑烷二酮类 PPAR-γ 激动剂药物可以增加糖尿病患者食欲的作用相一致，而结合体重数据，我们发现吡格列酮减轻了小鼠的体重，这与普遍认为的吡格列酮可以增加体重的报道不符。

3. 高剂量降糖消渴颗粒可降低空腹血糖

糖尿病本身就是多基因和环境因素共同调控而发病的一类疾病，其成因非常复杂，病情发展也具有不可预知性，血糖水平的高低与糖尿病的进程快慢和并发症出现的早晚并不绝对成正相关。吡格列酮与降糖消渴颗粒相比虽然很好地控制了 2 型糖尿病 KK-Ay 小鼠的 FBG 水平，且起效迅速，在第一周就明显控制了小鼠血糖的升高，葡萄糖耐量也有所增强，但其血糖水平仍远远高于正常小鼠的空腹血糖值，且在之后的检测中发现，其在降低血脂，减轻肝脏脂肪性变方面的作用并不突出，肝体重比较模型组小鼠也无明显降低，说明脂肪在肝脏的异位沉积并没有减少。

4. 降糖消渴颗粒改善 OGTT 显效相对较慢，需治疗一个月以上

糖耐量降低是 T2DM 患者的重要表现之一，多数患者在确诊糖尿病前数年即存在糖耐量异常。糖耐量的下降提示着外周组织对葡萄糖的利用率降低，是胰岛素敏感性下降的重要表现。所有剂量降糖消渴颗粒均未在治疗 4 周时改善小鼠糖耐量，中低剂量在 10 周的治疗期内也未表现出提高糖尿病小鼠葡萄糖耐量的效果，这可能与小鼠的基础血糖水平过高有关，且降糖消渴颗粒显效相对较慢，为了更

好地研究药物的起效时间,在使用中、低剂量进行治疗时应适当延长实验周期。结合高剂量降糖消渴颗粒对 OGTT 的显效时间,我们推定,服用高剂量降糖消渴颗粒可以显著降低 FBG,而对 OGTT 的改善则必须治疗一个月以上;服用中低剂量同样可以降低 FBG,而在改善糖耐量方面则至少持续治疗 10 周以上才可能会发生改变。高中剂量降糖消渴颗粒均可显著降低肝体重比,这可能是通过减少脂肪在肝脏的异位沉积实现的。

5. 降糖消渴颗粒与吡格列酮作用的综合比较

本课题组的前期实验研究也发现,在高脂饮食结合小剂量 STZ 腹腔注射诱导的糖尿病大鼠模型中,模型组大鼠出现精神不振、皮毛枯槁、嗜卧懒动、体重减轻、多饮多尿等糖尿病典型症状,虽然吡格列酮和降糖消渴颗粒都表现出了良好的降糖效果,但吡格列酮并不能改善上述糖尿病症状,吡格列酮组大鼠的一般症状与模型组无异,这恰恰也印证了现代医学认为的糖尿病发病机制复杂的特点,而降糖消渴颗粒以中医整体观为指导,立足于肝脾肾同调理论,而创制的中药复方,在改善大鼠的糖尿病症状方面则体现出其特有的优势。因此,本实验中的吡格列酮组 KK-Ay 小鼠摄食量增加而体重减轻可能是 2 型糖尿病"三多一少"中的典型症状。糖尿病状态时,机体组织摄取利用葡萄糖的能力下降,一方面不足以提供给细胞维持正常生理活动的能量,刺激中枢产生进食的信号,引起摄食量的增加;另一方面造成组织对脂肪和蛋白质的分解利用增强,体重逐渐下降。高剂量降糖消渴颗粒治疗组小鼠出现了体重增加的现象,但肝体重比较模型组明显下降,说明高剂量降糖消渴颗粒可能有效抑制了脂质在肝脏的异位沉积,减轻了肝重,FBG 曲线下面积减少的同时也在第 10 周时出现了口服糖耐量增强,由此我们推断,高剂量降糖消渴颗粒可能具有类似噻唑烷二酮类 PPAR-γ 受体激动剂的作用。中、低剂量降糖消渴颗粒均显著减少了糖尿病 KK-Ay 小鼠的 FBG 曲线下面积($P<0.01$),且体重增长率有所减低,但与模型组比较差异性不显著($P>0.05$)。此外,中剂量降糖消渴颗粒还很好地降低了 KK-Ay 小鼠的肝体重比,减少了脂质在肝脏的沉积,这可能是通过增加肝脏脂肪酸氧化,减少糖异生,同时减少脂肪的分解作用,增加胰岛素敏感性,促使体内脂质在胰岛素靶器官以外的组织如皮下脂肪等处沉积来实现的。

（二）糖化血红蛋白、FINS 及胰岛素敏感指数

1. 糖化血红蛋白的代表意义

HbAlc 是血红蛋白中 2 条 B 链的游离氨基与血液中葡萄糖的游离醛基经非酶促反应结合而成的缩合物，在红细胞 120 天的生命周期中持续存在，其合成缓慢且基本不可逆，合成速率与血液中血红蛋白周围的葡萄糖浓度成正比，可客观反映测量前 2～3 个月的血糖平均水平。

2. 降糖消渴颗粒可降低糖化血红蛋白水平

本实验中，各组 KK-Ay 小鼠 HbAlc 含量均显著高于正常组，这说明在 10 周的治疗期甚至治疗前，各组 KK-Ay 小鼠就处于持续的高血糖状态，提示可能在饮食诱导的中期即出现了血糖升高的现象。过量的 HbAlc 会影响红细胞的携氧能力，造成组织细胞缺氧，诱发心脑血管疾病及糖尿病微小血管的并发症。吡格列酮和高中剂量降糖消渴颗粒均显著降低了糖尿病小鼠的 HbAlc，在降低糖尿病视网膜病变、肾脏病变及心血管并发症方面起着积极作用。

3. 降糖消渴颗粒可提高胰岛素敏感性

胰岛素是由胰岛 β 细胞分泌的，是人体内唯一的降血糖激素，胰岛 β 细胞功能正常与否直接影响着胰岛素的分泌量。空腹胰岛素（FINS）水平是机体胰腺功能和胰岛素抵抗程度的重要基础指标之一。胰岛素敏感性则反应了吸收利用同等量的葡萄糖对胰岛素量的需求程度。胰岛素敏感性越好，对胰岛素的需求量越少，分泌的胰岛素就少，反之则促进胰岛 β 细胞大量分泌胰岛素以供机体利用。本实验中，模型组 KK-Ay 小鼠 FINS 水平明显高于正常 C57BL/6J 小鼠而胰岛素敏感性较正常小鼠显著降低，这说明模型组小鼠处于严重的胰岛素抵抗状态，而其胰岛 β 细胞分泌胰岛素的功能基本正常或尚处于代偿期。经吡格列酮和各剂量降糖消渴颗粒治疗 10 周后，各治疗组 KK-Ay 胰岛素敏感性较模型组显著提高，血清中 FINS 含量也有不同程度的降低，其中高中剂量降糖消渴颗粒组血清 FINS 水平明显低于模型组小鼠，可以有效保护胰岛 β 细胞功能，提高胰岛素敏感性，减少胰岛素的分泌。

（三）肝脏糖原 PAS 染色及 GSK-3α 的 mRNA 表达

1. 肝糖原的合成和分解可调节血糖水平

肝脏是体内糖代谢的重要器官，它能够摄取、储存、合成与代谢葡萄糖。其中，肝糖原的合成和分解就在这个过程中扮演着关键的角色。肝糖原是机体内葡萄糖的重要储存形式之一，当血糖水平过高时，肝脏会将其中的葡萄糖合成糖原，这个过程需要消耗能量，因此可以帮助降低血糖。而当血糖水平过低时，肝糖原会分解成葡萄糖并释放到血液中，从而升高血糖。这种调节机制使得血糖能够维持在一个相对稳定的范围内。如果肝功能受损，那么肝糖原的合成和分解过程可能会出现紊乱，导致血糖调节失衡，可能出现血糖升高的情况，因此，保持肝功能正常对于维持血糖的稳定是非常重要的。糖异生及肝脏内糖原合成是血糖重要的来源和消耗途径，肝糖原合成功能下降或分解功能增强都会引起血糖的升高，与糖尿病的发展关系密切。中药发挥其降糖效应的机制之一是通过提高肝脏对葡萄糖的利用，增强血糖向肝糖原转化的作用实现的。

2. GSK-3α 通过调控糖原维持机体葡萄糖稳态

GSK-3α 是一种丝/苏氨酸类蛋白激酶，其活性受到自身磷酸化水平的影响。它在调节机体葡萄糖稳态中发挥着重要的作用，特别是通过调控糖原的合成和分解。首先，GSK-3α 在糖原合成中起到关键作用。在葡萄糖进入细胞后，GSK-3α 会促进糖原合成酶的磷酸化，从而启动糖原的合成过程。这个过程需要胰岛素的信号，当胰岛素水平升高时，GSK-3α 的活性受到抑制，糖原合成酶的磷酸化进程减缓，糖原的合成也随之停止。其次，GSK-3α 还参与了糖原分解的调控。当糖原需要被释放并转化为葡萄糖以供能时，GSK-3α 会促进糖原磷酸化酶的磷酸化，从而启动糖原的分解过程。这个过程同样需要胰岛素的信号，当胰岛素水平降低时，GSK-3α 的活性增强，糖原磷酸化酶的磷酸化进程加速，糖原的分解也随之加速。总的来说，GSK-3α 通过调控糖原的合成和分解来维持机体的葡萄糖稳态。这种调控机制有助于维持血糖水平的稳定，防止血糖过高或过低对身体健康的影响。如果 GSK-3α 的表达或活性异常，可能会导致糖尿病、NAFLD 等疾病的风险增加。肝组织内 GSK-3α 的 mRNA 表达的减少可增加糖原合成酶活性，促进肝细胞对葡萄糖的摄取利用及肝糖原的合成，从而起到降低血糖、缓解体内脂质代谢异常的作用。

3. 降糖消渴颗粒可增加肝糖原合成

本实验PAS染色结果显示，由于肝脏脂肪化变性，肝细胞正常结构遭到破坏，糖原合成及储备能力较正常肝细胞明显下降，因此，模型组肝糖原数目很少且分布不均，散在于肝组织中，其余各治疗组小鼠肝糖原颗粒较模型组小鼠有所增多，结合IOD/Area值可以看出，吡格列酮及高、低剂量降糖消渴颗粒对小鼠肝糖原含量影响不大，而中剂量降糖消渴颗粒可增加肝糖原含量。但本实验中正常组小鼠肝糖原含量低于其他各KK-Ay小鼠，这可能是因为每日提供给正常组小鼠的饲料为基础饲料，所含糖、脂、蛋白质等营养物质较饲养糖尿病小鼠的高脂饲料低，所提供的能量低，直接转化为肝糖原的量和通过糖异生途径转化为糖原储存在肝细胞内的量较少导致的，也可能是C57BL/6和KK-Ay鼠种不同，本身就存在差异性。从GSK-3α的mRNA表达来看，高、中剂量降糖消渴颗粒可明显下调肝组织中GSK-3α的mRNA表达，从而减少其对糖原合成酶的抑制作用，结合肝糖原PAS染色及结果IOD/Area值测定，说明中降糖消渴颗粒可增加肝脏对葡萄糖的摄取，促进肝糖原合成，从而降低血糖。

（四）血脂及肝脏中脂质含量测定

流行病学调查结果显示，糖尿病患者常伴有严重的胰岛素抵抗和血脂代谢紊乱，高血糖与高血脂常同时存在，互为因果，促进疾病的发展。

1. 生理状况下机体的能量供应

正常情况下，人体从饮食物中摄入的能量主要用于维持人体正常生命活动，处于供需平衡状态。当摄入能量过多，超过了人体的利用能力，就会以糖原形式储存在肝脏和肌肉中，在能量缺乏状态下快速分解成葡萄糖入血，为组织细胞提供能量。而当机体持续营养过剩，多余的能量就会转化为脂肪储存在脂肪组织中，在需要时通过脂解、脂肪酸氧化等作用为人体提供能量。

2. FFA引发肝脏脂质代谢紊乱

游离脂肪酸（FFA）是脂肪水解的产物，其在血液中的浓度可以反映脂肪的代谢状况。当FFA浓度升高时，它可以引发肝脏脂质代谢紊乱。这种紊乱可能是由于 FFA 与脂肪合成酶的结合增强，促进了脂肪的合成。同时，FFA 浓度的升高也会抑制脂肪酸氧化酶的活性，导致脂肪酸氧化减少。这两种作用共同导致了脂质代谢的紊乱，可能导致脂肪肝和非酒精性脂肪性肝炎等肝病的发生。因此，保持适当的 FFA 水平对于维持肝脏脂质的正常代谢非常重要。

在糖尿病、胰岛素抵抗状态、饥饿及禁食等情况下，组织细胞对葡萄糖的利用能力下降或可利用的葡萄糖减少，即动员脂肪在脂解激酶的作用下脂解成 FFA 和甘油释放入血，当血液中 FFA 水平升高时，一方面加强了脂肪酸氧化作用，另一方面降低了胰岛素的生物学活性，胰岛素的靶器官如脂肪、肝脏和骨骼肌等摄取葡萄糖的能力下降，利用率降低，此时胰岛 β 细胞会代偿性分泌大量胰岛素以维持机体对葡萄糖的正常需求，不断增长的需求促使胰岛 β 细胞不断分泌胰岛素，逐渐进入失代偿期，最终会导致胰腺功能的完全丧失。FFA 进入肝脏中，使肝脏的胰岛素清除率降低，糖异生作用增加，加重了脂质代谢的紊乱。此外，FFA 除了沉积在肝脏和骨骼肌，还会沉积在胰腺组织中，这也会进一步加重胰岛 β 细胞的功能障碍及胰岛素抵抗，引发或加重糖尿病。有研究表明，臀部和股部皮下脂肪对脂肪分解的刺激不敏感，可以抗脂肪分解。脂肪萎缩的患者往往臀部和股部脂肪较少，多会伴有脂肪异位沉积、T2DM 和胰岛素抵抗。

3. 降糖消渴颗粒降低循环系统脂质含量

糖尿病不仅与糖代谢紊乱相关，还常伴有脂质代谢紊乱及多种激素分泌失调，是以多种物质代谢紊乱为特点的"代谢综合征"。临床流行病学研究显示，糖尿病患者与非糖尿病患者相比，常常存在血脂异常。血脂异常与高血糖共同存在的状态，加剧了糖尿病患者的病情。一方面，高血糖的状态导致了脂质代谢紊乱。由于外周组织对胰岛素敏感性下降和血胰高血糖素水平的上升，脂肪分解增加，并释放大量游离脂肪酸。多余的游离脂肪酸进入体循环，促使肝脏对脂类物质的合成增加。血胰岛素水平的降低，又导致 TAG 水平增高，和 HDL 减少。同时，在高血糖水平下，LDL 与其受体的结合力降低，促进了 LDL 水平的升高。另一方面，脂质代谢紊乱又使高血糖状态恶化。血游离脂肪酸水平增高后常聚积于肌肉脂肪和肝脏等胰岛素靶器官，导致这些组织器官对胰岛素的敏感性下降，而胰岛素靶器官摄取葡萄糖能力的下降，又会增加糖异生，促使血糖升高。

本实验中高剂量降糖消渴颗粒增加了小鼠的体重，但肝体重比有所降低，血中 TAG、TC、高低密度脂蛋白和 FFA 的量都有所减少，肝脏中脂质含量也较模型组明显下降。这可能是因为循环系统中的 FFA 沉积到皮下，造成小鼠皮下脂肪的增加，减少了循环系统中的量，而皮下脂肪是心脑血管疾病的保护因素，也可沉积循环系统中过量的 FFA，减少其在肝脏中的异位沉积。

在本实验中，吡格列酮及降糖消渴颗粒各剂量均可以显著降低血中 LDL 含量，但各剂量降糖消渴颗粒均不能提高 HDL 的含量。与此同时，吡格列酮还可以有效减少血中 TAG、TC，虽然对 FFA 几乎没有改善，也体现了良好的改善脂质代谢紊乱的作用。除此之外，高剂量降糖消渴颗粒可以降低 TAG，低剂量可以降低 TC、FFA。综合各项指标的改善情况，中剂量降糖消渴颗粒效果最佳，除了不能提高 HDL 外，TAG、TC、LDL、FFA 的含量均有效降低。

4. 降糖消渴颗粒降低肝脏脂质含量

正常情况下，肝脏会含有少量脂肪，但当脂肪在肝脏中积聚过多时，就形成肝内脂质沉积，早晨肝脏中脂质含量增加。本实验肝脏中脂质含量测定的结果显示，所有治疗组小鼠肝脏 TAG 含量都有所降低，虽然血中 HDL 没有变化，各治疗组小鼠肝脏中 HDL 却明显提高，这可能是因为 HDL 主要在肝脏中合成，血液中 HDL 量的变化滞后于肝脏。吡格列酮有效降低了肝脏中 LDL，对 TC 没有明显改善作用。低剂量降低了肝脏中 TAG，而 TC、LDL 的含量几乎没有减少。高、中剂量降糖消渴颗粒均可显著降低肝脏中 TC、LDL，而中剂量降糖消渴颗粒降低肝脏中 TAG、TC 含量作用较高剂量更佳。结合血脂四项和 FFA 结果，我们认为，糖尿病 KK-Ay 小鼠存在血脂异常和脂质异位沉积，中剂量降糖消渴颗粒可以明显降低血液和肝脏中脂质含量，减轻脂质代谢紊乱，减少脂质在肝脏的异位沉积，减轻糖尿病合并的 NAFLD。

（五）肝脏中胰岛素信号通路相关基因的 mRNA 表达

1. 胰岛素是机体发挥降糖作用的唯一激素

胰岛素是机体内唯一可降血糖的重要激素，具有复杂的细胞内信号转导过程和广泛的生物学效应，其功能正常是维持机体生长发育和新陈代谢的必要前提。胰岛素主要的生物学效应之一就是通过促进外周组织对葡萄糖的摄取和利用来发挥调解糖代谢的作用。而当外周组织对胰岛素的敏感性下降，出现糖代谢障碍时，机体就会呈现出胰岛素抵抗状态。胰岛素信号的正常传递有赖于胰岛素在受体前和受体后环节都可正常发挥其功能，任何环节的障碍都可导致胰岛素由胰岛β细胞分泌后无法在靶器官、靶组织产生相应的生理作用。受体前胰岛素信号传递障碍主要表现为胰岛素的迅速降解或受体功能的异常，胰岛素不能与受体充分结合以磷酸化激活膜受体完成信号由细胞外传递到细胞内的过程；受体后胰岛素障碍最为常见，多表现为受体后信号转导的异常及调节糖代谢、脂代谢等过程的酶的作用异常。

2. 胰岛素与受体结合是发挥作用的前提

胰岛素受体是由二硫键结合组成的 α2β2 四聚体结构，α 亚基的主要功能是结合胰岛素，β 亚基则具有酪氨酸蛋白激酶的活性，当胰岛素结合到胰岛素受体的 α 亚基时，β 亚基会发生自身磷酸化，从而激活胰岛素受体底物（IRS）的酪氨酸，完成胰岛素信号的跨细胞膜传导和放大的效应。目前发现的 IRS 多达 9 种，其中 IRS-1 和 IRS-2 是胰岛素信号转导通路中起主要作用的重要信号蛋白，二者的分布和功能不尽相同，缺失后可引发糖代谢的异常和 IR 的出现。IRS-1 在胰岛素作用的外周组织中广泛分布，可促进骨骼肌、脂肪组织对葡萄糖的摄取和利用，但主要在骨骼肌表达，其功能异常可引发全身性的 IR；而 IRS-2 则主要在肝脏和胰岛 β 细胞中大量表达，可促进肝糖原的合成及抑制肝脏中葡萄糖的输出，其功能异常不仅会引发 IR（以肝脏 IR 为主），还会减弱肝脏对葡萄糖输出的抑制作用，产生糖代谢的障碍。

3. 降糖消渴颗粒促进胰岛素与受体有效结合

此外，与 IRS-1 的酪氨酸位点磷酸化激活形成鲜明对比的是 IRS-1 还有很多丝氨酸结合位点可以被磷酸化激活，而丝氨酸的激活则在胰岛素信号的传递中起着消极的作用，可通过泛素化作用减少 IRS-1 蛋白的表达从而抑制胰岛素信号的传递。迄今为止我们发现，TNFα 和 FFA 可使 IRS-1 的丝氨酸结合位点被磷酸化激活。TNF-α 可以通过激活 NF-κB 抑制蛋白激酶、JNK、mTOR 等多种丝氨酸酶来磷酸化 IRS-1 的 Ser307、Ser612 和 Ser636。FFA 则可通过激活 IKK 或 JNK 来磷酸化 IRS-1 的丝氨酸 307，除此之外，FFA 还可以通过 PKCε 磷酸化激活 IRS-1 的丝氨酸结合位点。一项研究报道，在胰岛素的刺激作用下，IRS-1 的酪氨酸结合位点会被激活，同时还会有 Ser307、Ser612 和 Ser1101 的激活，这也是胰岛素自身的负反馈机制。据报道，胰岛素抵抗和 2 型糖尿病模型中出现大量的 IRS-1 丝氨酸残端被磷酸化激活的现象。有研究发现，IRS-1 介导的胰岛素信号传导障碍为全身性，胰岛素的靶组织骨骼肌、肝脏、脂肪均可发生，但主要发生在骨骼肌组织，而 IRS-2 功能障碍则主要引发肝脏胰岛素抵抗。本实验中，糖尿病小鼠经吡格列酮治疗 10 周后，IRS-1 与 IRS-2 的 mRNA 表达量较模型组小鼠显著提高（$P < 0.01$），提示吡格列酮具有良好的改善胰岛素靶器官 IR 及调节糖代谢的作用。经高、中剂量降糖消渴颗粒治疗后的小鼠，IRS-2 的 mRNA 表达均显著提升（$P < 0.01$），低剂量降糖消渴颗粒也具有一定的改善作用（$P < 0.05$），这说明降糖消渴颗粒可上调肝脏 IRS-2 的表达，明显改善肝脏胰岛素抵抗，促进肝糖原的合成，减少肝脏内葡萄糖的输出，从而起到缓解机体糖代谢紊乱的作用。而 IRS-1 的 mRNA 表达量虽都不同程度上调，但变化无统计学意义（$P > 0.05$），这可能是因为，本实验中高脂饮食诱导的糖尿病 KK-Ay 小鼠血清胰岛素含量较正常小鼠明显升高，胰岛素敏感指数也显著下降，说明其所有外周组织中都存在严重的 IR，并不仅仅局限于肝脏内，IRS-2 在肝脏内特异性高表达，其表达量的改变在药物的治疗作用下变化更为显著，而 IRS-1 的主要表达部位是骨骼肌，从肝脏提取的总 mRNA 中 IRS-1mRNA 含量较少，其变化幅度较小，经 mRNA 相对表达量公式计算后本身对 mRNA 实际表达量就会起到指数性的放大作用，误差也同样会被放大，造成组间差异大，在各组实际表达量本身相差不大的情况下不易进行统计学比较，但从 IRS-1 的 mRNA 表达趋势上来看，中、低剂量降糖消渴颗粒对 IRS-1 的 mRNA 表达量还是具有一定上调作用的。

4. 降糖消渴颗粒提高了胰岛素信号通路关键因子 Akt 的表达

胰岛素受体底物的酪氨酸被磷酸化后激活细胞内起到中介作用的磷脂酰肌醇 3

激酶（PI3K），进而激活丝氨酸/苏氨酸特异性蛋白激酶B（PKB）。Akt是胰岛素信号通路中的关键因子，也是调控机体糖代谢的关键酶，胰岛素可通过磷酸化激活肝脏内Akt来抑制调控糖异生作用的关键酶如磷酸烯醇式丙酮酸羧激酶（PEPCK）和葡萄糖6磷酸酶（G6Pase）的转录，阻止肝脏的糖异生作用。而当胰岛素抵抗状态下，肝脏对胰岛素的结合能力下降，糖异生作用就会加强，会进一步增加外周血中葡萄糖的含量。Akt也是细胞内多种信号通路的交叉点，激活后可参与蛋白质的合成、葡萄糖转运、糖原合成及抗细胞凋亡等多种过程。Akt可磷酸化糖原合成酶激酶-3α（GSK-3α），抑制其活性，从而使糖原合成酶活性增强，糖原合成量增加，起到降低血糖的作用；可通过调节哺乳动物雷帕霉素靶蛋白（mTOR）的活性来调节蛋白质的合成。在应激条件下，mTOR作为Akt的底物之一，可将多条信号通路联系在一起，来促进细胞的生长或分解；Akt还可以通过抑制凋亡前细胞因子如FOXO的表达来抑制细胞的凋亡。Akt和GSK-3α是评价糖尿病小鼠肝脏胰岛素敏感性及糖原合成能力的重要指标。本实验中糖尿病小鼠肝脏中Akt的mRNA表达较正常小鼠显著降低（$P < 0.01$），经吡格列酮和中剂量降糖消渴颗粒治疗10周后，Akt的mRNA表达量均有所提高（$P < 0.01$）。经高、中剂量降糖消渴颗粒治疗后的小鼠肝脏中GSK-3α的mRNA表达量也明显减少（$P < 0.01$），说明肝脏合成肝糖原以降低外周血中血糖的功能有所恢复。

5. 降糖消渴颗粒可下调PKCε表达以减轻胰岛素抵抗

PKCε是PKC家族的成员之一，在肝脏中表达较高。在NAFLD中，肝脏内沉积的脂质可激活PKCε，使其从胞浆转位至胞膜，PKCε活性增强，抑制IRS-1和IRS-2酪氨酸残基的磷酸化，破坏肝脏胰岛素信号通路对胰岛素信号的传递，产生胰岛素抵抗，当PKCε表达量下调时，可缓解胰岛素抵抗状态。有研究表明，肝细胞内二脂甘油（DAG）的堆积激活PKCε可能是肝脏胰岛素抵抗及NAFLD的关键因素。本实验中，模型组PKCε表达量较正常组小鼠上调了1.42倍（$P > 0.05$），因正常组小鼠PKCε的mRNA表达量组内差异太大，标准差过高导致对比性不好，但从表达趋势上还是可以看出高脂诱导的KK-Ay小鼠由于IR和脂质代谢的紊乱激活了肝脏内PKCε，使其转录增加，而吡格列酮和中、低剂量降糖消渴颗粒未表现出明显的降低 PKCε 的 mRNA 表达量的效果，高剂量降糖消渴颗粒可降低肝脏 PKCε 的转录，与模型组比较差异性显著（$P < 0.01$）。这可能是因为高脂诱导的 KK-Ay 小鼠出现了全身性的胰岛素抵抗和糖、脂代谢紊乱，靶组织对胰岛素的敏感性显著下降，虽然吡格列酮可激动 PPAR-γ 受体，增加组织对胰岛素的敏感性，可是 PPAR-γ 的主要表达部位在骨骼肌、脂肪，肝脏中表达量相对较少，其 PPAR-γ 受体的激活不足以大幅度缓解肝脏的 IR 以降低 PKCε 的 mRNA 表达量，这也提示，高剂量降糖消渴颗粒对 PKCε 的 mRNA 表达量的下调作用不是通过激活 PPAR-γ 受体来实现的，其作用途径尚需进一步研究探讨。

（六）肝脏中脂质代谢相关基因的 mRNA 表达

1. 细胞质内聚集大量的脂滴是脂肪肝的显著特征

脂肪肝是指肝脏内脂肪过度积累的一种状态，其显著特征是细胞质内聚集大量的脂滴，甚至将肝细胞核挤到细胞的边缘区域。这些脂滴主要是由中性脂质组成的，如三酰甘油和胆固醇酯等。在脂肪肝的发展过程中，脂滴的形成和积累是一个关键的步骤。脂滴在肝脏中的形成是一个复杂过程。首先，中性脂质在肝细胞内的合成和分泌增加，这是脂肪肝形成的主要原因之一。其次，脂滴的形态和分布也发生了变化，随着脂肪肝的进展，脂滴逐渐变大并融合形成了一个或多个大的脂滴。此外，脂滴的成分和性质也发生了变化，例如脂滴中的脂肪酸组成和比例发生了变化，这进一步加剧了脂肪肝的发展。脂肪肝对肝脏和其他器官的功能产生负面影响，例如引起肝功能异常、胰岛素抵抗、代谢综合征和心血管疾病等。因此，早期诊断和治疗脂肪肝对于维护健康非常重要。

脂肪肝的显著特征是细胞质内聚集大量的脂滴肝脏内三酰甘油的异常堆积是由脂肪酸代谢异常导致的。正常情况下，脂肪酸主要储存在脂肪组织中，而当外周循环系统中脂肪酸含量增多伴随着肝脏内脂质从头合成作用增强和载脂蛋白合成能力下降时，大量的脂质就会在肝脏内异位沉积。

2. AMPK 是治疗糖尿病脂质代谢紊乱的重要靶点

AMPK 是细胞能量代谢的重要调控分子，可调节细胞内脂肪酸的 β 氧化，常被用来作为治疗糖尿病脂质代谢紊乱的重要靶点。AMPK 在哺乳动物中以三聚体结构存在，由三个亚基组成，分别为：α、β 和 γ，当感受到细胞内信号时，α 亚基的 172 位苏氨酸磷酸化激活 AMPK。AMPK 具有多种生物学效应，在糖尿病及其并发症的发展过程中起着非常重要的作用，如可调节肝脏脂质代谢及糖原输出，调节骨骼肌细胞对葡萄糖的摄取和肌糖原的合成，还可以调节胰岛 β 细胞合成分泌胰岛素及细胞凋亡。高血糖和高血脂是 2 型糖尿病的重要特征，肝脏是胰岛素的重要靶器官之一，AMPK 可通过调节脂质代谢相关转录因子 PPAR-α 和肝脏脂肪酸合成转录因子 SREBP1c、SREBP2 以及受 SREBP 调控的脂肪生成转录因子 FAS 的表达等来调节脂质代谢，在肝脏能量代谢中起到总开关的调控作用。

3. 吡格列酮通过 AMPK 降低血糖

吡格列酮是胰岛素的增敏剂，可通过多种途径增加外周组织对胰岛素的敏感性，从而改善胰岛素抵抗状态，帮助胰岛素更好地发挥作用。吡格列酮可以很好地促进肝糖原的合成，减少糖异生作用，促进葡萄糖转化为脂肪和蛋白质，以降低组织内和外周血的葡萄糖含量。这种作用是通过增强胰岛素受体激酶活性，使大量胰岛素受体磷酸化激活，促进肝脏的糖代谢实现的。吡格列酮还可以通过调节脂肪酸的生物合成来减轻肝脏胰岛素抵抗。有学者提出，吡格列酮作为胰岛素增敏剂的途径之一就是作为 AMPK 激活剂，增加胰岛素靶组织中 AMPK 的转录，并激活 AMPK 而实现的。

4. 降糖消渴颗粒通过 AMPKα 改善肝脏糖脂代谢

本实验中 2 型糖尿病 KK-Ay 小鼠肝脏中 AMPKα 的 mRNA 表达量较模型组明显下调，经吡格列酮治疗 10 周后，AMPKα 的基因表达量明显增加，这也验证了吡格列酮通过 AMPK 调节肝脏能量代谢的作用。中、低剂量降糖消渴颗粒也表现出了明显的增加 AMPKα 的 mRNA 表达的效果，且中剂量效果明显优于低剂量，高剂量降糖消渴颗粒并不能影响肝脏 AMPKα 的基因表达。这说明，在 3.5g/kg 剂量降糖消渴颗粒的范围内，降糖消渴颗粒对 AMPKα 的基因表达量的提高具有剂量依赖性关系。降糖消渴颗粒可能是通过调节肝脏 AMPKα 的表达来改善肝脏糖脂代谢的。

5. 高剂量降糖消渴颗粒增强肝脏脂肪酸分解代谢

过氧化物酶增殖物激活受体（PPAR）是配体激活的转录因子，属于核受体亚家族，它们作为脂类感受器，可以调节脂质代谢的各个方面。PPAR 受体功能缺失或调节障碍可以导致脂肪肝、2 型糖尿病和肥胖的发生。α、β/δ、γ 是 PPAR 的三种不同亚型，它们的结构和序列非常相似，但在组织中的表达量不尽相同。PPAR-α 主要存在于新陈代谢旺盛的组织，而在活的有机体中，则在肝脏特异性高表达。PPAR-α 调控着参与脂肪酸分解代谢的基因的表达，分解代谢包括肝脏清除极低密度脂蛋白的作用、脂肪酸的摄取和 β 氧化。在饥饿状态下，PPAR-α 表达量上调的同时介导酮体的生成作用。有研究表明，PPAR-α 基因特异性敲除小鼠由于脂肪酸氧化基因表达的大幅下调出现严重的脂肪肝，实际上，这种小鼠在禁食状态下也会出现脂肪肝，同时伴随有低血糖、低酮体血症和高 FFA 血症的症状，还会表现出肝脏脂肪酸氧化基因激活障碍。PPAR-α 激活后可上调脂肪酸氧化、脂蛋白代谢相关基因的表达，抑制肝脏脂肪变性。本实验中模型组 KK-Ay 小鼠肝脏 PPAR-α 的 mRNA 表达量显著降低，仅为正常小鼠的 0.4 倍，提示糖尿病小鼠肝脏出现了严重的脂肪酸代谢紊乱。高剂量降糖消渴颗粒显著上调了肝脏中 PPAR-α 的 mRNA 表达量，是模型组小鼠表达量的 3.49 倍，具有类似 PPAR-α 受体激动剂的作用，说明高剂量降糖消渴颗粒可有效增强肝脏脂肪酸分解代谢，清除在肝脏内堆积的脂质。吡格列酮和中、低剂量降糖消渴颗粒虽也不同程度上调了肝脏 PPAR-α 的表达，但与模型组差异性不明显，这可能是因为吡格列酮为 PPAR-γ 受体激活剂，对 PPAR-α 的激活作用并不明显。

6. 降糖消渴颗粒降低肝脏脂质合成

（1）固醇调节元件结合蛋白在脂质合成中的作用。固醇调节元件结合蛋白（SREBP）是脂肪酸和胆固醇调节的重要转录因子，在维持机体脂质稳态中起着重要的作用，可激活脂肪酸、三酰甘油和胆固醇合成相关的基因。哺乳动物 SREBP 家族有三种亚型：SREBP1a，SREBP1c 和 SREBP2。SREBP1a 和 SREBP1c 来源于 srebf1 基因，为剪接变体，SREBP2 则由 srebf2 基因编码调控。SREBP1a 和 SREBP1c 在功能上有所重叠，都可以通过上调乙酰辅酶 A 羧化酶、脂肪酸合成酶、硬脂酰辅酶 A 去饱和酶的基因表达来主导脂肪酸和三酰甘油的合成，而 SREBP1c 是肝脏中的主要存在形式。SREBP2 则通过上调 HMG 辅酶 A 合成酶、HMG 辅酶 A

还原酶和甲羟戊酸激酶的表达选择性地调控胆固醇的合成和摄取。当 SREBP1 亚型的基因表达缺失时，SREBP2 可补偿性地上调脂肪酸和三酰甘油的生物合成作用。SREBP 通过其特有的固醇依赖性反馈通路来维持自稳态。未被激活的 SREBP 前体与 SREBP 裂解激活蛋白（SCAP）和胰岛素诱导基因蛋白（Insig）连接在一起位于内质网膜上，当胆固醇水平降低时，SREBP 由内质网释放入高尔基体加工后形成成熟的亮氨酸拉链螺旋结构 SREBP，转运入核，与 SREBP 反应元件以二聚体形式绑定后促进目的基因转录。由于 SREBP2 可激活胆固醇的合成作用，当细胞内胆固醇含量逐渐增多后负反馈促使 Insig-SCAP 与 SREBP 再次结合以终止 SREBP 途径，成熟的 SREBP 则通过泛素—蛋白酶体系统不断降解，确保对负反馈调节迅速做出反应，防止脂肪合成基因的持续转录激活。除了固醇依赖性反馈调节外，SREBP 的活性还受多种细胞外刺激的调节。生长因子可通过 Akt-mTOR 通路增强 SREBP 活性，从而为细胞膜脂质提供原料以促进细胞生长；未折叠蛋白同样可激活 SREBP 生成更多的脂类供内质网膜利用以减轻应激环境下造成的膜损伤，缓解内质网应激；相反的，磷酸化的 AMPK 则会抑制 SREBP 的转录，减少脂质生成，通过减少能量耗损的方式来储存 ATP。

（2）降糖消渴颗粒多靶点综合调节脂质代谢。本实验通过对 AMPK 下游调节脂肪酸、胆固醇代谢的相关转录因子 SREBP1c、SREBP2、Insig-1 和受 SREBP 调节的 FAS 的基因表达量进行分析，发现高脂饮食诱导的糖尿病 KK-Ay 小鼠肝脏中主导脂肪酸、三酰甘油合成的 SREBP1c 和主导胆固醇合成的 SREBP2 表达量均有所提升，FAS 的基因表达量较正常组也上调了 1.72 倍，说明糖尿病小鼠肝脏中脂质合成作用处于增加状态，这也是造成小鼠肝脏脂质堆积的重要原因之一。经吡格列酮治疗，SREBP2 表达量显著减少，Insig-1 的表达量也有所增加，这可以促进 SREBP 与 Insig 和 SCAP 结合以降低有活性的 SREBP 的含量，说明吡格列酮可以有效减少肝脏胆固醇的合成，SREBP1c 和 FAS 的表达量虽略有下调，但与模型组相比差异性不显著，说明吡格列酮在调整脂肪酸和三酰甘油代谢方面的作用并不突出，其调节肝脏脂质代谢的途径可能是通过固醇依赖性反馈通路来实现的。中剂量降糖消渴颗粒表现出了上调 Insig-1 的 mRNA 表达的作用，其余剂量并未见明显改变，而各剂量降糖消渴颗粒均显著下调了肝脏 SREBP1c 的表达量，中、低剂量降糖消渴颗粒在下调肝脏 SREBP2 和 FAS 的表达量方面的作用也十分突出，这说明降糖消渴颗粒可以有效减少肝脏脂肪酸、三酰甘油和胆固醇的生成，并减少脂肪生成转录因子的转录，能更好地针对肝脏脂质代谢紊乱进行综合的调整，而其调整肝脏脂质代谢的作用并不仅仅是通过固醇依赖性反馈通路来实现的。前文提到未折叠蛋白可激活 SREBP 以生成更多脂类来缓解内质网应激反应，而降糖消渴颗粒是否可以通过减轻内质网应激来下调 SREBP 的转录，以减少肝脏内脂质的合成，可进一步进行研究。

第五节 小结

通过本次实验，总结如下。

（1）降糖消渴颗粒可减少高脂饮食诱导的 2 型糖尿病 KK-Ay 小鼠的空腹血糖及糖化血红蛋白和血清胰岛素含量，增强糖耐量，增加胰岛素敏感性，从而起到改善胰岛素抵抗状态的作用，以高、中剂量效果为佳。

（2）降糖消渴颗粒对实验小鼠糖尿病状态下的肝损伤具有保护作用，可以减少炎性细胞浸润及肝细胞脂肪性变，保护肝细胞结构，降低肝体重比，同时还可降低血清和肝脏中脂质的含量。高、中剂量效果较好。

（3）降糖消渴颗粒可以促进实验小鼠肝糖原合成，增加肝脏糖原储备以改善糖代谢异常。中剂量效果最佳。

（4）降糖消渴颗粒可以通过上调实验小鼠肝脏胰岛素信号通路中 IRS-2 的表达来促进肝脏对葡萄糖的摄取和利用，合成肝糖原并抑制肝脏葡萄糖的输出，同时通过上调 Akt 的表达来减少糖异生，从而起到调节糖代谢、改善糖代谢紊乱的作用。

（5）降糖消渴颗粒可以通过提高实验小鼠肝脏 AMPKα 的表达，调节其下游与脂质代谢相关的 PPAR-α、SREBP、FAS 及 Insig-1 的表达来减少肝脏脂肪酸、三酰甘油和胆固醇的合成，减少糖尿病胰岛素抵抗状态下脂质在肝脏的异位沉积，从而起到调节脂代谢、改善脂代谢紊乱的作用。

第四章
降糖消渴颗粒对肝脏氧化应激及内质网应激信号通路的影响

氧化应激在糖尿病的发展过程中确实扮演着重要角色。在糖尿病的初期阶段，氧化应激就已经存在，并且被认为是非酒精性脂肪性肝炎（NASH）的关键机制。在 2 型糖尿病合并 NAFLD 的发展过程中，氧化应激可以导致肝脏形态和功能的改变。在持续的氧化应激状态下，肝脏会经历脂肪堆积、炎症反应和纤维化等过程，这些过程最终可能导致肝硬化和肝功能衰竭。此外，氧化应激还可能促进糖尿病的并发症，如心血管疾病和肾脏疾病的发生。大家普遍认为，由糖尿病发展而来的多种组织器官的慢性并发症是由持续增强的氧化应激引起的，在肝脏组织则表现为形态结构和功能的改变。氧化应激在糖尿病肝损伤的发生发展过程中扮演者重要的角色，临床上常把减轻氧化应激作用作为糖尿病的治疗措施之一，在保护糖尿病患者肝功能方面起到了很好的作用。

内质网（ER）是真核细胞的重要细胞器，由一层单位膜所形成的囊状、泡状和管状结构组成，形成一个连续的网膜系统。它存在于大多数真核细胞中。内质网由两个亚基组成，粗面内质网（RER）和滑面内质网（SER），粗面内质网的外表面散布着核糖体，是蛋白质合成的部位。滑面内质网在脂质合成中起作用，但没有代谢功能，没有甾体激素的产生和排毒功能。总的来说，内质网的主要功能是合成蛋白质、脂类和固醇，调控糖和固醇的代谢。它除了作为蛋白质和脂类合成基地外，还具有解毒的作用，如肝细胞中的滑面内质网含有一些酶，用以清除脂溶性的废物和代谢产生的有害物质。不同类型的细胞包含两种类型的 ER 的不同比率。内质网应激是机体的适应性反应，可通过多种机制维持细胞内环境稳态，包括加速未折叠蛋白折叠及降解错误折叠的蛋白,当内质网应激超过细胞承受能力,不足以恢复细胞内环境的稳态时,便会诱发细胞凋亡,此外,内质网应激还与脂质生物合成、胰岛素功能和炎症反应有关。内质网应激的长时间激活伴随着炎症、细胞脂肪变性和损伤的发生。内质网应参与了糖尿病肝损伤的过程,加剧了糖尿病患者的脂质代谢紊乱和肝脏的脂肪变性。

实验一结果显示降糖消渴颗粒具有降低血糖、血脂,改善胰岛素抵抗及减轻肝脏糖脂代谢紊乱以减轻糖尿病肝损伤的作用。本研究拟在实验一的基础上,观察降糖消渴颗粒对肝脏氧化应激及内质网应激程度差异性,并从内质网应激角度进一步研究探讨降糖消渴颗粒治疗糖尿病、改善糖尿病肝损伤的可能作用机制。

第一节　研究基本情况概述

一、研究目的

观察降糖消渴颗粒对 T2DM 小鼠肝脏氧化应激及内质网应激的作用,从内质网应激角度进一步研究探讨降糖消渴颗粒治疗糖尿病、改善糖尿病肝损伤的可能作用机制。

二、研究方法

实验动物及饲养、分组、治疗方法同实验一。实验结束后取材,检测血清中肝功能相关指标 ALT,AST,γ-GT 及氧化应激相关指标 MDA,SOD 的变化;肝组织匀浆检测组织中 MDA、SOD、GSH 活性;RT-PCR 法检测肝组织中炎症相关因子 NF-κB、TNF-α、IL-1β 和内质网应激相关指标 eIF2α、ATF4、CHOP、IRE1α、XBP1 和 GRP78 的 mRNA 表达量变化;免疫组化检测肝组织石蜡切片中 p-eIF2α、GRP78 和 CHOP 的蛋白表达量;Western Blot 法检测肝脏中 p-eIF2α 和 GRP78 的蛋白表达量。

三、研究结果

1. 肝功能

各剂量降糖消渴颗粒均可显著降低肝脏 ALT、γ-GT 含量（$P < 0.01$），高剂量降糖消渴颗粒可有效降低血清 AST 含量（$P < 0.01$），低、中剂量降糖消渴颗粒对小鼠血清 AST 未见明显改善作用（$P > 0.05$）。

2. 氧化应激

在血清 SOD、MDA 含量方面，各剂量降糖消渴颗粒均明显改善了血清 MDA、SOD（$P < 0.01$），以中剂量降糖消渴颗粒效果最佳；在肝组织氧化应激相关指标的活性方面，中、高剂量降糖消渴颗粒可显著降低肝脏中 MDA 含量（$P < 0.01$）且提高 SOD 活性（$P < 0.01$），GSH 活性也较模型组小鼠有所提高（$P < 0.05$），高剂量效果稍优于中剂量（$P > 0.05$），低剂量降糖消渴颗粒对肝脏氧化应激各指标都无改善作用（$P > 0.05$）。

3. 炎症因子

中、低剂量降糖消渴颗粒均明显下调了糖尿病小鼠肝脏中 NF-κB 的 mRNA 表达量（$P < 0.01$），经中、低剂量降糖消渴颗粒治疗后，肝脏中 TNF-α 的 mRNA 表达量也有所降低（$P < 0.05$），与模型组相比，各治疗组小鼠肝脏中 IL-1β 的表达量虽有所下调，但无统计学意义（$P > 0.05$）。

4. 内质网应激通路

高剂量降糖消渴颗粒可以显著下调肝脏中 eIF2α、ATF4 的 mRNA 表达量（$P < 0.01$），对 CHOP、IRE1α、XBP1 和 GRP78 的 mRNA 表达量无影响（$P > 0.05$）；中剂量降糖消渴颗粒可以显著下调肝脏中 eIF2α、ATF4 和 GRP78 的 mRNA 表达量（$P < 0.01$），下调 CHOP、IRE1α 的 mRNA 表达量（$P < 0.05$），对 XBP1 的 mRNA 表达量没有明显影响（$P > 0.05$）；低剂量降糖消渴颗粒可以显著下调肝脏中 ATF4 的 mRNA 表达量（$P < 0.01$），下调 eIF2α 的 mRNA 表达量

（$P<0.05$），对 CHOP、IRE1α、XBP1 和 GRP78 的 mRNA 表达量无影响（$P>0.05$）。而在蛋白量的表达方面，各剂量降糖消渴颗粒均可显著降低 eIF2α 的磷酸化水平（$P<0.01$），降低 GRP78 和 CHOP 的蛋白表达。

四、研究结论

（1）降糖消渴颗粒对全身性的氧化应激状态起到整体的调节作用，提高机体抗氧化能力，保证胰岛素信号的正常传递。高、中剂量效果最佳。

（2）降糖消渴颗粒具有良好的整体调节效果及抗炎作用，可抑制 NF-κB 炎症信号通路的激活，减少炎性因子分泌，从而增加 IRS 酪氨酸磷酸化，提高胰岛素敏感性，减轻全身氧化应激。中、低剂量效果较好。

（3）降糖消渴颗粒可缓解内质网应激反应，保证胰岛素信号在胞内的正常传递，从而改善胰岛素的生理功能，减轻 2 型糖尿病 IR。中剂量效果最佳。

本研究采用高脂饲料诱导自发性 2 型糖尿病 KK-Ay 小鼠模型，模拟了人类的发病原因。以 T2DM 小鼠和肝脏糖脂代谢为切入点，探索了降糖消渴颗粒对糖尿病肝损伤糖脂代谢紊乱的改善作用；从 IR、肝脏氧化应激、炎症反应以及内质网应激四者之间的相互关系出发，探讨了降糖消渴颗粒改善糖尿病肝损伤的作用机制。

第二节 研究具体实施步骤

一、实验材料

（一）实验对象

实验动物同实验一，实验对象为上述 KK-Ay 小鼠及作为正常对照组的 C57BL/6J 小鼠的肝脏组织。

（二）主要试剂

主要试剂见表 4-1。

表 4-1 主要试剂

名称	厂家
谷胱甘肽过氧化物酶检测试剂盒（批号：S0056）	碧云天生物技术有限公司
脂质氧化（MDA）检测试剂盒（批号：S0131）	碧云天生物技术有限公司
总 SOD 活性检测试剂盒（WST 法）（批号：S0102）	碧云天生物技术有限公司
兔抗 p-eIF2α 抗体	CST
兔抗 GRP78 抗体	Abcam
β-actin 二抗（辣根过氧化物酶标记）	北京中杉金桥生物技术有限公司北京中杉金桥生物技术有限公司
DAB 显色试剂盒	北京中杉金桥生物技术有限公司
兔来源超敏免疫组化试剂盒	北京中杉金桥生物技术有限公司
小鼠来源超敏免疫组化试剂盒	北京中杉金桥生物技术有限公司
山羊血清工作液	北京中杉金桥生物技术有限公司
RIPA 裂解液及 PMSF	北京索莱宝科技有限公司
1×PBS 溶液（pH 7.2～7.4，0.01 M，500mL）	北京索莱宝科技有限公司
磷酸酶抑制剂	北京索莱宝科技有限公司
丙烯酰胺甲基丙烯酰胺溶液（29∶1）	北京索莱宝科技有限公司
Gold View 核酸染色剂	北京索莱宝科技有限公司
5×RNA Loading Buffer	北京索莱宝科技有限公司
枸橼酸盐修复液（0.01 mol/L，pH 6.0，干粉）	北京索莱宝科技有限公司
PBS 缓冲液粉末	北京索莱宝科技有限公司
过硫酸铵	北京拜尔迪生物技术有限公司
TEMED	北京康为世纪生物科技有限公司
ECL 高灵敏度化学发光检测试剂盒	北京康为世纪生物科技有限公司
4× 浓缩胶缓冲液	北京普利来基因技术有限公司
4× 分离胶缓冲液	北京普利来基因技术有限公司
Tris base 碱	北京普利来基因技术有限公司
Tris HCL	北京普利来基因技术有限公司
脱脂奶粉	北京普利来基因技术有限公司
蛋白上样缓冲液	北京普利来基因技术有限公司
丽春红	北京普利来基因技术有限公司

续表

名称	厂家
膜再生液	北京普利来基因技术有限公司
SDS	美国 Promega 公司
电泳级甘氨酸	美国 Promega 公司
吐温 20	美国 Promega 公司
PVDF 膜	美国 Thermo 公司
彩色预染 Marker	美国 Thermo 公司

余同实验一。

（三）主要仪器

同实验一。

二、实验方法

（一）试剂配制

1. DEPC 水

1mL DEPC 原液加入 1L 去离子水中，磁力搅拌器搅拌 20min，充分混匀。RNA 提取前用于浸泡实验用器械，高压蒸汽灭菌锅高压后使用。

2. DNA 引物的配置

取保存引物的 EP 管，高速离心将粉末离心至管底，按照引物瓶身的说明加入适量 DEPC 处理水溶解，震荡混匀，-20℃保存备用。

3. 10% 过硫酸铵（AP）

分析天平称取 0.1 g 过硫酸铵固体移入 2 mL EP 管中，加入 1 mL 超纯水，溶解后 4℃冰箱保存，一周内使用。

4. 10×Tris-甘氨酸电泳缓冲液

分别称取 Tris 碱 30.3 g、甘氨酸 144 g、SDS 10g，移至容积为 1L 的蓝盖瓶中，加入适当去离子水充分溶解后定容至 1L，使用时量取 100mL 加入 900mL 去离子水中。

5. 10× 电转液

分别称取 Tris 碱 37.87 g、甘氨酸 180g，移至容积为 1L 的蓝盖瓶中，加入适当去离子水充分溶解后定容至 1L，使用时量取 100 mL 加入 700 mL 去离子水，再加入 200 mL 甲醇，4℃预冷。

6. 10×TBS 贮存液

称取 80.06g 氯化钠、24.23g Tris-HCL 移入蓝盖瓶中，加入 800mL 去离子水，置于磁力搅拌器上充分溶解，缓慢加入浓盐酸调 pH 值至 7.3～7.4，去离子水定容至 1L。使用时量取 100mL 加入 900mL 去离子水中，再加入 0.5mL Tween20 配制成 1L TBST 溶液（含 0.05% Tween20 的 TBS 缓冲液），震荡混匀，现用现配。

7. 封闭液及抗体稀释液

称取 5g 脱脂奶粉移入 200mL 蓝盖瓶中，加入 100mL TBST 溶液，震荡溶解后 4℃保存，用于膜的封闭及抗体的稀释。

8. 枸橼酸盐修复液

将 0.01mol/L，pH 6.0，枸橼酸钠干粉倒入容器中，加入 2L 去离子水，磁力搅拌器搅拌至完全溶解，备用。

9. PBS 缓冲液

将 PBS 干粉倒入容器中，加入 2L 去离子水，磁力搅拌器搅拌至完全溶解，备用。

（二）生化指标检测

全自动生化分析仪检测血清肝功能相关指标丙氨酸氨基转移酶（ALT），天冬氨酸氨基转移酶（AST），γ-谷氨酰转肽酶（γ-GT）及氧化应激相关指标丙二醛（MDA），超氧化物歧化酶（SOD）的变化。

（1）肝组织中 SOD 含量检测。取未经反复冻融的分装冻存肝组织，剪取 100mg 放入已加入 900μL 预冷的细胞裂解液的 2mL 平底 EP 管中，将 EP 管置于冰上，电动匀浆仪匀浆处理，制备成 10% 肝组织匀浆液。4℃，12 000rpm 离心 10min，取上清，可反复离心多次取上清以去除脂肪组织。

配制 WST 工作液：用试剂盒中的 SOD 检测缓冲液将 WST-1 稀释 180 倍备用。

配制酶工作液：取酶溶液混匀后离心至管底，使用稀释液将酶工作液稀释

40倍，混匀后4℃保存备用。

按照下表将样品加入96孔酶标板中（表4-2）。

表4-2 工作液配制

	样品	空白对照1	空白对照2
待测样品	20μL	—	—
稀释液	—	20μL	40μL
WST工作液	180μL	180μL	180μL
酶工作液	20μL	20μL	—

放入BMG全波长酶标仪，37℃孵育25min，测定450 nm和650nm波长处吸光度，设定650nm波长作为参考波长。

抑制率 = ($A_{空白对照1}$-$A_{空白对照2}$-$A_{样品}$) / ($A_{空白对照1}$-$A_{空白对照2}$) ×100%

SOD酶活力单位：在上述黄嘌呤氧化酶偶联反应体系中抑制率为50%时，反应体系中SOD酶活力为一个酶活力单位。

待测样品中SOD酶活力单位 = 检测体系中SOD酶活力 = 抑制率 / (1-抑制率) × 稀释倍数 / 样品蛋白浓度 Units

（2）肝组织中MDA含量检测。取冻存肝组织，剪取100mg放入已加入900μL预冷的细胞裂解液的2mL平底EP管中，将EP管置于冰上，电动匀浆仪匀浆处理，制备成10%肝组织匀浆液，4℃，12 000rpm离心10min，取上清用于后续检测，可反复离心多次以去除上清中脂肪组织。

配制TBA储存液：称取18.5mg TBA晶体，加入5mL TBA配制液中，剧烈震荡后使用加热模块加热到70℃促进完全溶解，终浓度为0.37%，室温避光保存。

配制MDA检测工作液：根据样品个数（6组，8个/组）和标准品（6个浓度，2个复孔）以及空白对照组，配制可供检测70次的检测工作液，配方如下。

TAB稀释液   10 500μL

TAB储存液   3 500μL

抗氧化剂   210μL

标准品的配制：取适量标准品用去离子水稀释成 1μmol/L、5μmol/L、10μmol/L、20μmol/L、40μmol/L 用于制作标准曲线。

样品测定：取 0.5mL PCR 管，按照下列反应体系处理各样品（表 4-3）。

表 4-3 MDA 含量检测反应体系

	空白对照组	标准品	待测样品
10% 组织匀浆液	100μL	—	—
待测样品	—	—	100μL
MDA 检测工作液	200μL	200 μL	200μL

混匀后 100℃加热 5min，冷去至室温，吸取 200μL 上清液加入 96 孔酶标板中，测定各样品在 532nm 和 450nm 处的吸光度。用 532nm 吸光度和 450nm 吸光度，根据所得值计算出组织中 MDA 含量。

（3）肝组织中 GSH 含量检测。取冻存肝组织，剪取 100mg 用预冷的生理盐水反复冲洗以去除血液，放入已加入 900μL 预冷的样品匀浆液的 2mL 平底 EP 管中，将 EP 管置于冰上，电动匀浆仪匀浆处理，制备成 10% 肝组织匀浆液，4℃，12 000rpm 离心 10min，取上清用于后续酶活性的检测，可反复离心多次以去除上清中脂肪组织。

BCA 蛋白浓度测定试剂盒检测样品浓度，预实验取含 50μg 蛋白的样品检测 GSH 活力，以 30%～70% 范围内为最佳。若活力太高需用检测缓冲液稀释样品，若活力太低则需减少组织匀浆液用量后重新进行组织匀浆。

10mmol/L NADPH 的配制：称取 2.5mgNADPH 加入 300μL 超纯水中充分溶解。84mmol/L GSH 溶液的配制：将 14mg GSH 加入 550μL 超纯水中充分溶解。

GPx 检测工作液的配制：根据样品个数（6 组，8 个 / 组）和标准品（6 个浓度，2 个复孔）以及空白对照组，配制可供检测 70 次的检测工作液，配方如下：

10mmol/L NADPH	350μL
84mmol/L GSH	350μL
谷胱甘肽还原酶	28μL

GPx 检测工作液　　　　　　　　　　　　　728 μL

冰上操作，仅限当日使用。

15mmol/L 过氧化物试剂溶液的配制：将 21.5μL 过氧化物试剂溶入 10mL 超纯水中后混匀，终浓度为 15mmol/L，冰上操作，仅限当日使用。

试剂使用前使用 Heat Block 温浴到 25℃后使用（表 4-4）。

表 4-4　GSH 含量检测反应体系

	空白对照	样品本底对照	实验样品
谷胱甘肽过氧化物酶检测缓冲液	186	182	178
待测样品	—	8	8
GPx 检测工作液	10	10	10
15mmol/L 过氧化物试剂溶液	4	—	4
体积	200	200	200

依次加入以上试剂后放入 BMG 全波长酶标仪，温度设定为 25℃，测量时间 3min，检测时间间隔 30s，检测波长 340nm，测量开始前震荡 30s 充分混匀。结果用（样本吸光度—本底对照吸光度）表示。

结果用酶活力单位表示，1 个酶活力单位（1Unit, 1U）在 25℃，pH 8.0，在 GSH、谷胱甘肽还原酶，t-Bu-OOH 存在的条件下，在 1min 内可以催化 1μmol NADPH 转变成 NADP+。

谷胱甘肽过氧化物酶溶液：1U/L=1nmol NADPH/min/ml=（A_{340}/min）/0.00622

即：检测体系中谷胱甘肽过氧化物酶活力 =［A_{340}/min（样品）-A_{340}/min（空白）］0.00622

样品中谷胱甘肽过氧化物酶活力 = 检测体系中谷胱甘肽过氧化物酶活力 × 稀释倍数 / 样品蛋白浓度

（4）RT-PCR 法检测组织中相关基因的表达。引物合成及其序列号：从 PubMed 系统查询相应基因 mRNA 的 NM 号和序列，按照引物设计原则进行设计，由上海生工公司合成（表 4-5）。

表 4-5 引物及序列

引物	序列 5'→3'
β-actin	上游 CACCCGCGAGTACAACCTTC
	下游 CCCATACCCACCATCACACC
eIF2α	上游 TGGGACGCCTAACCTACAAC
	下游 TCATCTGACCAGGAAGGACA
IRE1α	上游 GGACTCAAAGGGAAGAGCAA
	下游 TGGGCAGGTTGTTAGGAAAT
GRP78/Bip	上游 GTGTGTGAGACCAGAACCGT
	下游 ACAGTGAACTTCATCATGCCG
ATF4	上游 TCCTGAACAGCGAAGTGTTG
	下游 GGCCACCTCCAGATAGTCAT
CHOP	上游 TATCTCATCCCCAGGAAACG
	下游 ATGTGCGTGTGACCTCTGTT
NF-κB	上游 CCAGAAGAGGGTGTCAGAGC
	下游 ACATTTGCCCAGTTCCGTAG
TNF-α	上游 AGGCACTCCCCCAAAAGAT
	下游 CAGTAGACAGAAGAGCGTGGTG
XBP1	上游 TTTGGGCATTCTGGACAAGT
	下游 AAAGGGAGGCTGGTAAGGAA
IL-1β	上游 AGTTGACGGACCCCAAAAG
	下游 CTTCTCCACAGCCACAATGA

剩余步骤同实验一。

（5）Westen Blot 法检测相关蛋白的表达。

1）蛋白质提取。取细胞裂解液，按照 1：100 比例分别加入蛋白酶抑制剂（PMSF）和磷酸酶抑制剂，分装入 2mL 平底 EP 中，1mL/管，取出提前高压蒸汽灭菌的球磨仪配套钢珠，加入管中，冰浴保存备用。取出 -80℃冰箱冻存肝脏组织，剪取 100mg，眼科镊持取放入加有预混细胞裂解液的离心管中。对称放入球磨仪，研磨至浆状，注意保持每组研磨时间一致。取出匀浆后的混悬液，置于冰上 20min，使组织充分裂解，期间颠倒混匀数次以增加组织与裂解液接触面积。

取出装有混悬液的 EP 管，对称放入低温高速离心机中，4℃，12 000rpm 离心 10min，此时液体分为三层，表面附着一层白色脂肪组织，中间层清液，下层组织裂解碎片。200μL 移液器小心吸取中间层清液移至对应标记的 1.5mL EP 管中，尽量不要吸入表层脂肪和下层沉淀，再次 4℃，12 000rpm 离心 10min，吸取中间层清液入对应标记的 1.5mL EP 管中，重复 2～3 次，直至上清液中不再混有脂肪组织。BCA 法测定蛋白浓度，分装入 EP 管中，-80℃保存备用。注意：实验应全程保持低温，置于冰上操作。

2）BCA 法测定蛋白浓度。梯度浓度标准品的配制：取出玻璃安瓿瓶中的 BSA 原液，按下表用提取蛋白时所用缓冲液稀释制备各浓度 BSA 标准液，分别用洁净 EP 管保存备用（表 4-6）。

表 4-6　梯度浓度 BSA 标准液

编号	稀释液体积	稀释液体积	BSA 终浓度
A	0μL	300μL BSA 原液	2000μg/mL
B	125μL	375μL BSA 原液	1500μg/mL
C	375μL	325μL BSA 原液	1000μg/mL
D	175μL	175μL B 液	750μg/mL
E	375μL	325μL C 液	500μg/mL
F	375μL	325μL E 液	250μg/mL
G	375μL	325μL F 液	125μg/mL
H	400μL	100μL G 液	25μg/mL
I	400μL	0	0μg/mL

根据标准品和样品数量，按照 50：1 比例吸收相应体积 A 液和 B 液，充分

混匀后保存备用，此为工作液；全波长酶标仪检测空白 96 孔酶标板在 562nm 波长处的吸光度值并记录；将 50 倍稀释后的待测样品和梯度浓度蛋白标准品分别加入 96 孔酶标板中，20μL/ 孔，每个样品两个复孔；排枪加入 BCA 工作液，200μL/ 孔，轻摇混匀后 37℃孵育 30min；使用全波长酶标仪再次检测各样品在 562nm 波长处的吸光度值，所测得吸光度减去空白酶标板吸光度进行均一化校正；根据梯度浓度 BSA 标准品吸光度与所对应的浓度绘制标准曲线，根据标准曲线公式计算各测量蛋白样品浓度，乘以稀释倍数即为原蛋白样品浓度（注意：确保各样品浓度在标准曲线的线性范围内，若超出测量范围则增加稀释倍数再次稀释重复上述操作）。

3）蛋白样品处理。以最低浓度样品为参照，加入稀释液调整其余样本浓度使其相同。分装后 –80℃储存。

加入 5 × Loading Buffer（体积比为 4：1），金属浴 100℃煮沸 5min，使蛋白质充分变性，待温度降至常温时取出，–20℃保存备用。

4）凝胶制备。自来水洗净制胶用玻璃板，去离子水冲洗后 48℃烤箱烘干，以玻璃板表面无水渍，边缘无残余胶粒为度。将玻璃板放入制胶装置中，保持基线平齐，橡胶底垫封闭良好，防止封闭不严而漏胶。

每次配制 12mL 分离胶混合液，可用于制作两块分离胶。

根据目的蛋白分子量大小选用相应浓度分离胶（表 4-7 ～表 4-9）。

表 4-7　10% 浓度

名称	用量
4 × 变性分离胶缓冲液	3.06mL
超纯水	4.86mL
30% 丙烯酰胺溶液（29：1）	4mL
10% 过硫酸胺溶液	100μL
TEMED	10μL

注：适用于蛋白分子量为 30 ～ 80kDa 的蛋白。

表 4-8　7.5% 浓度

名称	用量
4× 变性分离胶缓冲液	3.12mL
超纯水	5.86mL
30% 丙烯酰胺溶液（29∶1）	3mL
10% 过硫酸胺溶液	100μL
TEMED	10μL

注：适用于蛋白分子量大于 80kDa 的蛋白。

表 4-9　8mL 浓缩胶混合液

名称	用量
4× 变性分离胶缓冲液	1.12mL
超纯水	2.52mL
30% 丙烯酰胺溶液（29∶1）	0.6mL
10% 过硫酸胺溶液	80μL
TEMED	8μL

将液体充分混匀后用 1mL 移液枪迅速加入制胶板之间的胶床中，直至小门下缘约 1cm 处停止灌胶，加入适量超纯水封住凝胶表面，以浮出胶中气泡及压平液面（注意：当室温过低或需要缩短胶凝固时间时可适当增加 TEMED 用量）。

待水层和凝胶层间出现清晰折线时，倒掉上层超纯水，小心灌入浓缩胶至制胶板上缘，注意：移液枪不要按至第二档以减少带入气泡；将梳子轻压卡入浓缩胶液体中，勿使气泡产生，室温静置待浓缩胶完全聚合。

5) 蛋白上样与电泳。取下制胶板，内侧面相对安装在电泳支架上（较短玻璃板侧为内侧），倒入电泳缓冲液至没过内侧玻璃板，垂直拔出梳子；在电泳槽中倒入电泳缓冲液至指定体积；顺序加样于蛋白上样孔中，一般上样体积为 10～20μL（总蛋白量 30～100μg），以不溢出上样孔为度；接入电极，80V，30min，待染料跑至浓缩胶和分离胶之间并压成一条直线时改为 110V 电压，继续电泳至目的蛋白度所对应彩色预染 Marker 条带跑至分离胶中间的位置停止电泳。

6）转膜。剪相应大小的 PVDF 膜，甲醇激活后去离子水冲洗备用；取出胶板，小心去除浓缩胶和多余分离胶，浸泡于 4℃ 预冷的电转液中；按顺序放好下列物质：黑面→海绵→滤纸→胶→ PVDF 膜→滤纸→海绵，按颜色提示卡放入转膜装置，放入冰袋，加入电转液至指定体积处；接入电极，根据蛋白大小设定电转电压和时间，将样品中全部蛋白转移到 PVDF 膜上。

7）免疫反应。电转结束后取出 PVDF 膜，丽春红染色观察蛋白条带情况，TBST 洗去浮色；加入封闭液，置于摇床上，室温封闭 1h 以上；根据抗体说明书，用封闭液稀释一抗，具体稀释倍数根据蛋白表达量确定，封闭后一抗孵育，4℃ 过夜；一抗孵育后，TBST 洗 3 次，10min/ 次，室温下进行；用封闭液以 1 ∶ 5000 比例稀释二抗，室温孵育 1h，TBST 洗 3 次，10min/ 次，室温下进行。

8）显色及分析。洗膜后，将 PVDF 膜放置于凝胶成像仪中，调整位置，滴加混合后的 ECL 超敏发光显色，凝胶成像仪曝光 5min，选取所需图像保存，使用 Image J 软件分析条带灰度。

（6）免疫组化法检测样品相关蛋白的表达。

1）脱蜡及复水。将石蜡切片置入 60℃ 烤箱中 1h，取出后浸入二甲苯（二甲苯Ⅰ）中脱蜡 30min，更换二甲苯（二甲苯Ⅱ）再次浸泡 30min，充分脱去组织中的蜡。

梯度浓度酒精复水，100% 乙醇，5min → 95% 乙醇，5min → 70% 乙醇，5min → 50% 乙醇，5min，加入去离子水冲洗 3 次，2min/ 次，置于摇床上。

2）过氧化氢封闭内源性过氧化氢酶。取 1mL 30% 过氧化氢溶液，10 倍稀释后避光保存，现用现配。将载玻片从去离子水中取出，滤纸吸干背面及组织周围水滴（保持组织表面湿润），平放置于盛有 PBS 缓冲液的湿盒内，200 μL 移液器吸取 3% 过氧化氢溶液小心滴加于组织表面，另取一 200μL 枪头，轻柔地将组织表面液体涂抹均匀，覆盖载玻片上的所有组织。过程中注意不要使组织表面干燥。将切片摆放整齐，盖上盖子，室温避光静置 30min 后甩去多余液体，PBS 缓冲液洗

3遍，5min/次，置于摇床上。

3）抗原修复。加入适量抗原修复液（柠檬酸钠缓冲液），以浸没组织上缘2cm为宜，放入微波炉中，80℃活力，8min。修复后取出切片架，冷却至室温，去修复液，加入PBS缓冲液洗3遍，5min/次，置于摇床上。注意组织表面全程不能干燥。

4）10%血清封闭。取出切片，轻甩去多余水滴，滤纸吸干背面及组织周围液体，保持组织表面湿润状态，200μL移液器吸取10%山羊血清工作液，小心滴加于组织表面，另取一200μL枪头，轻柔地将组织表面液体涂抹均匀，覆盖切片上的所有组织，平放入湿盒内，逐一封闭后盖上湿盒的盖子，室温静置30min后，加入PBS缓冲液洗3遍，5min/次，置于摇床上。注意封闭用血清应与二抗是同源动物血清。

5）孵育一抗。根据抗体说明书，用PBST稀释一抗，具体稀释倍数根据蛋白表达量及预实验结果确定。将稀释后的一抗小心滴加于组织表面，另取一200μL枪头，轻柔地将组织表面液体涂抹均匀，覆盖切片上的所有组织，平放入湿盒内，4℃过夜后加入PBS缓冲液洗3遍，5min/次，置于摇床上。

6）孵育二抗。37℃烘箱预热。取出切片后甩去表面多余水滴，滤纸吸干背面及组织周围液体，保持组织表面湿润状态，根据所用一抗来源选用相应来源的免疫组化试剂盒，滴加试剂1于组织表面，200μL枪头涂抹均匀，使液体平铺于组织表面，平放入湿盒内，放入烘箱，37℃反应20min，加入PBS缓冲液洗3遍，5min/次，置于摇床上。取出后重复上述步骤，滴加试剂2。

7）DAB试剂盒显色。将1滴DAB储备液滴入1mL稀释液中配制成工作液，避光保存备用，现用现配。取出切片，滤纸吸干背面及组织周围液体，保持组织表面湿润状态，200μL移液器吸取DAB工作液滴加到组织表面，电镜下观察组织变色情况，待表面呈现棕色后放入PBS缓冲液中终止反应。

8）苏木素染核。将苏木素倒入染缸内，注意倒之前不要摇晃，防止将沉淀物带入染缸。将片子背靠背插入染缸，染色10s后自来水冲洗，电镜下观察细胞核着色情况，根据棕色颗粒颜色深浅确定核的着色深浅程度，一般1～2min。将切片放入切片架，自来水流水冲洗 10min。

9）脱水。梯度浓度酒精脱水至二甲苯。50% 乙醇，5min → 70% 乙醇，5min → 95% 乙醇Ⅰ，5min → 95% 乙醇Ⅱ，5min → 二甲苯Ⅰ，5min → 二甲苯Ⅱ，5min。

10）封片、镜检。从二甲苯中取出切片，滴加中性树脂至切片边缘处，选取适合大小的盖玻片，使盖玻片倾斜 30° 角一边先接触树脂滴，待树脂布满盖玻片一侧时轻轻放盖玻片，注意不要产生气泡。滤纸吸去多余二甲苯，通风橱中彻底干燥，电子显微镜下观察肝组织内棕色颗粒的位置及分布，拍摄图片。Image Pro Plus 分析 IOD/Area 值。

（三）统计分析

采用 SPSS 19.0 软件进行数据处理分析，所有计量资料以 $\bar{x} \pm s$ 表示，符合正态分布资料，多组数据之间的比较采用方差分析（One Way ANOVA），方差齐时采用 LSD 法，方差不齐时采用 Dunnett'T3 法；不符合正态分布资料选用非参数检验进行比较，$P < 0.05$ 或 $P < 0.01$ 表示差异有统计学意义。使用 Graph Pad Prism 6.0 软件绘制结果图。

第三节　实验结果

一、对肝脏功能的影响

如表 4-10、图 4-1 所示，高脂饲料喂养诱导的 2 型糖尿病 KK-Ay 小鼠肝脏功能相关指标较正常小鼠 C57BL/6J 小鼠显著升高，差异具有统计学意义（$P < 0.01$）。给药 10 周后，吡格列酮与降糖消渴颗粒各剂量（1.75g/kg, 3.5g/kg, 7g/kg）均可显著降低肝脏 ALT、γ-GT 含量（$P < 0.01$），吡格列酮和高剂量（7g/kg）降糖消渴颗粒可有效降低血清 AST 含量（$P < 0.01$），低、中剂量组小鼠血清 AST 未见明显改善（$P > 0.05$），提示使用药物控制糖尿病的进程可以在一定程度上减轻肝细胞的损伤。各剂量降糖消渴颗粒对肝功能相关指标的改善呈现出剂量依赖性关系的趋势，高剂量降糖消渴颗粒效果最佳。

表 4-10　降糖消渴颗粒及吡格列酮对各组小鼠肝脏功能的影响（$\pm s$）

分组	剂量（g/kg）	ALT（U/L）	AST（U/L）	γ-GT（U/L）
正常组	—	3.58 ± 0.99**	11.60 ± 1.64**	13.00 ± 2.37**
模型组	—	160.40 ± 21.18	51.84 ± 9.50	47.00 ± 3.22
吡格列酮组	0.006 5	72.73 ± 10.21**	41.40 ± 6.01**	26.67 ± 3.20**
降糖消渴颗粒组	7	53.20 ± 11.02**	45.60 ± 3.17	30.00 ± 2.76**
	3.5	57.20 ± 13.09**	49.40 ± 7.53	15.17 ± 3.19**
	1.75	21.80 ± 9.21**	26.80 ± 6.42**	17.83 ± 2.99**

注：正常组为 C57BL/6J 小鼠，余为 KK-Ay 小鼠，$n=8$。与模型组比较，**$P < 0.01$。

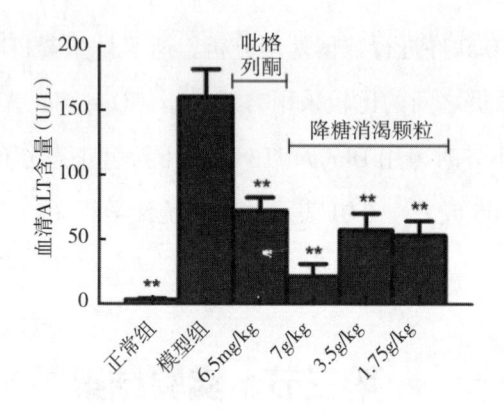

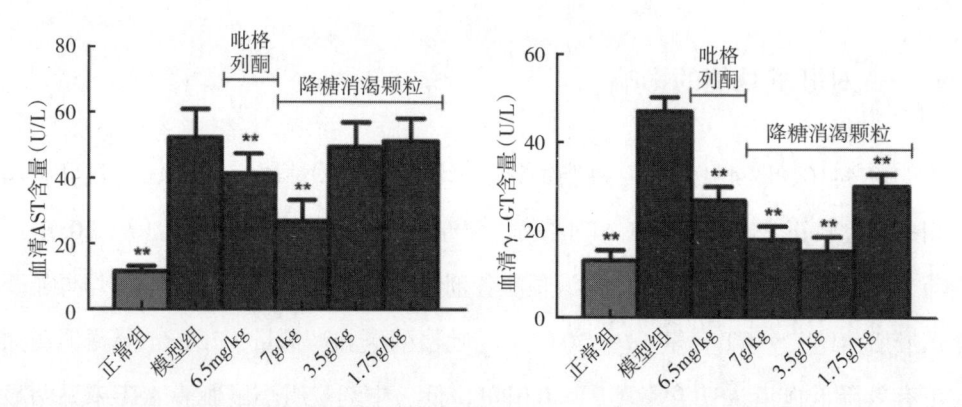

图 4-1　降糖消渴颗粒及吡格列酮对各组小鼠肝脏功能的影响

注：同表 4-10。

二、对血清中 SOD、MDA 的影响

如表 4-11、图 4-2 所示，高脂饲料喂养诱导的 2 型糖尿病 KK-Ay 小鼠血清中 MDA 含量显著高于正常组 C57BL/6J 小鼠（$P < 0.01$），而 SOD 活性则较正常组低（$P < 0.01$）。给药 10 周后，吡格列酮有效地降低了血清 MDA（$P < 0.01$）含量且提高了 SOD 活性（$P < 0.01$）。降糖消渴颗粒各剂量均明显改善了血清 MDA、SOD（$P < 0.01$），以中剂量降糖消渴颗粒效果最佳。

表 4-11　降糖消渴颗粒及吡格列酮对各组小鼠血清中 SOD、MDA 的影响（$\bar{x} \pm s$）

分组	剂量（g/kg）	MDA（nmol/mL）	SOD（U/mL）
正常组	—	$7.24 \pm 1.01^{**}$	$423.79 \pm 31.14^{**}$
模型组	—	16.43 ± 2.12	256.21 ± 24.33
吡格列酮组	0.006 5	$7.51 \pm 1.71^{**}$	$410.28 \pm 17.56^{**}$
降糖消渴颗粒组	7	$12.67 \pm 2.36^{**}$	$348.58 \pm 20.49^{**}$
	3.5	$7.98 \pm 1.46^{**}$	$389.91 \pm 31.63^{**}$
	1.75	$8.22 \pm 2.06^{**}$	$346.06 \pm 29.57^{**}$

注：正常组为 C57BL/6J 小鼠，余为 KK-Ay 小鼠，$n=8$。与模型组比较，$^{**}P < 0.01$。

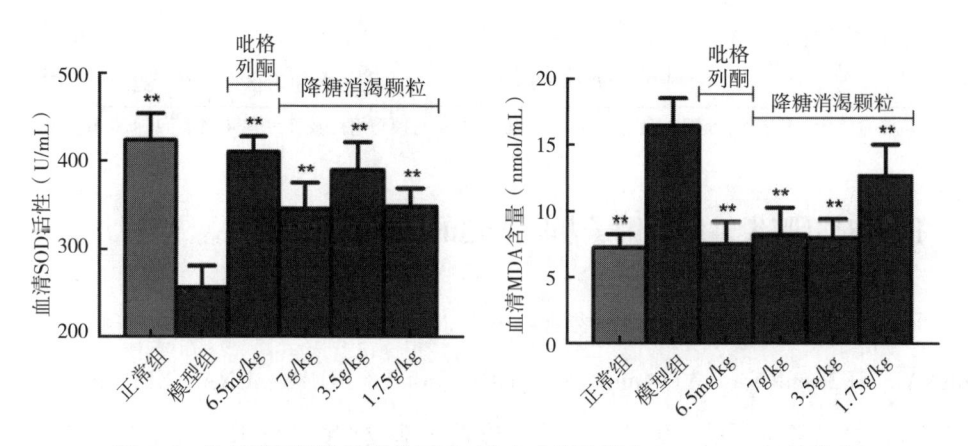

图 4-2　降糖消渴颗粒及吡格列酮对各组小鼠血清中 SOD、MDA 的影响

注：同表 4-11。

三、对肝脏中 MDA、SOD、GSH 的影响

如表4-12、图4-3所示,高脂饲料喂养诱导的2型糖尿病KK-Ay小鼠肝脏中MDA含量较正常组C57BL/6J小鼠显著升高,差异具有统计学意义($P < 0.01$),而SOD、GSH活性则明显降低($P < 0.01$,$P < 0.05$)。给药10周后,吡格列酮组小鼠GSH活性有所增强($P < 0.05$),而MDA含量和SOD活性与模型组小鼠比较未见差异,中、高剂量降糖消渴颗粒可显著降低肝脏中MDA含量($P < 0.01$)且提高SOD活性($P < 0.01$),GSH活性也较模型组小鼠有所提高($P < 0.05$)。高剂量效果稍优于中剂量,但无明显差异($P > 0.05$),低剂量降糖消渴颗粒对肝脏氧化应激各指标都没有明显改善作用($P > 0.05$)。

表4-12 降糖消渴颗粒及吡格列酮对各组小鼠肝脏MDA、SOD、GSH的影响($\pm s$)

分组	剂量 (g/kg)	MDA (nmol/g)	SOD (U/mg)	GSH (U/mg)
正常组	—	49.86 ± 11.37**	246.61 ± 15.63**	91.56 ± 8.69*
模型组	—	86.35 ± 14.25	113.44 ± 12.50	77.89 ± 8.19
吡格列酮组	0.006 5	77.06 ± 12.60	116.33 ± 16.75	90.79 ± 8.04*
降糖消渴颗粒组	7	60.16 ± 17.70**	134.26 ± 11.38**	89.11 ± 10.39*
	3.5	51.26 ± 11.01**	132.81 ± 11.30**	90.49 ± 10.22*
	1.75	80.56 ± 15.75	116.98 ± 4.88	82.45 ± 7.73

注:正常组为C57BL/6J小鼠,余为KK-Ay小鼠,$n=8$。与模型组比较,*$P < 0.05$,**$P < 0.01$。

四、对肝脏炎性细胞因子基因表达的影响

本次实验溶解曲线显示,内参β-actin、NF-κB mRNA、TNF-α mRNA、IL-1β mRNA、eIF2α mRNA、ATF4 mRNA、CHOP mRNA、IRE1α mRNA、XBP1 mRNA、GRP78 mRNA各基因的溶解曲线呈单峰形式,基线平稳无杂峰,说明扩增产物纯净,无非特异性扩增,无二聚体,RT PCR所得CT值结果准确。各基因和内参的扩增曲线显示,曲线之间的平行度较好,扩增效率,定量具有准确性和可重复性,且各基因和内参的扩增效率一致,可使用2-ΔΔCT相对定量。

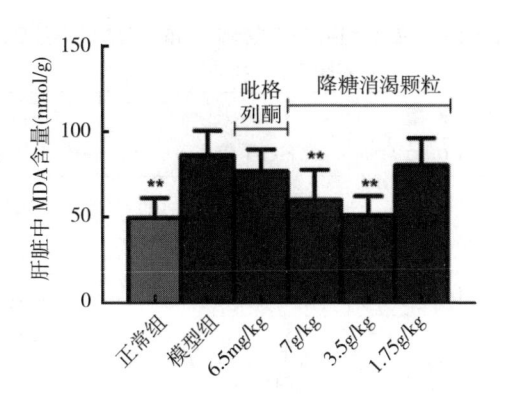

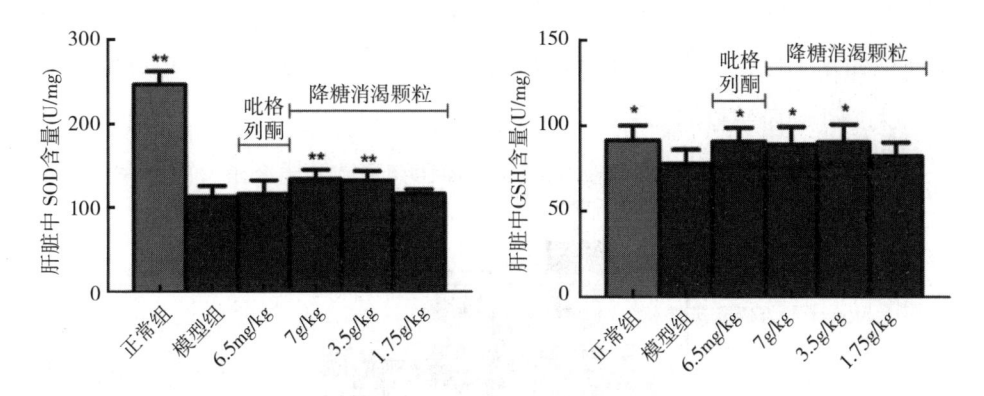

图 4-3 降糖消渴颗粒及吡格列酮对各组小鼠肝脏 MDA、SOD、GSH 的影响

注：同表 4-12。

如表 4-13、图 4-4 所示，在各组小鼠肝脏炎性因子表达方面，模型组小鼠肝脏中 NF-κB、TNF-α mRNA 的表达较正常组 C57BL/6J 小鼠分别上调了 2.94 倍和 7.17 倍，差异显著（$P < 0.01$）；与模型组比较，吡格列酮组 NF-κB、IL-1β mRNA 表达量虽有所下调（0.67 倍和 0.37 倍），但差异无统计学意义（$P > 0.05$）。中、低剂量降糖消渴颗粒均明显下调了糖尿病小鼠肝脏中 NF-κB 的 mRNA 表达量，分别是模型组的 0.45 倍和 0.5 倍，差异非常显著（$P < 0.01$），经中、低剂量降糖消渴颗粒治疗后，肝脏中 TNF-α mRNA 的表达量也有所降低，分别是模型组的 0.54 倍和 0.4 倍，差异均有统计学意义（$P < 0.05$），与模型组相比，各治疗组小鼠肝脏中 IL-1β 的表达量也有所下调，但无统计学意义（$P > 0.05$）。

表 4-13　降糖消渴颗粒及吡格列酮对各组小鼠肝脏中 NF-κB、TNF-α、IL-1β 基因表达的影响（$\pm s$）

分组	剂量 （g/kg）	NF-κB RQ（倍）	TNF-α RQ（倍）	IL-1β RQ（倍）
正常组	—	1.07 ± 0.39**	1.06 ± 0.40**	1.01 ± 0.17
模型组	—	3.15 ± 0.57	7.60 ± 1.66	4.79 ± 3.51
吡格列酮组	0.006 5	2.10 ± 0.73	8.02 ± 3.40	1.78 ± 0.69
降糖消渴颗粒组	7	2.72 ± 0.77	4.59 ± 1.32	1.42 ± 0.63
	3.5	1.43 ± 0.22**	4.09 ± 1.14*	1.13 ± 0.32
	1.75	1.56 ± 0.20**	3.03 ± 1.90*	1.62 ± 0.27

注：正常组为 C57BL/6J 小鼠，余为 KK-Ay 小鼠，$n=4$。与模型组比较，*$P<0.05$，**$P<0.01$。

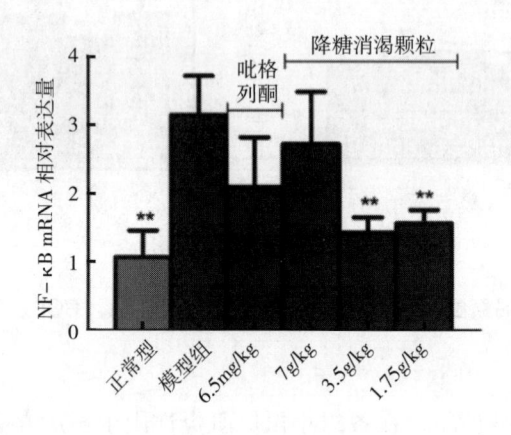

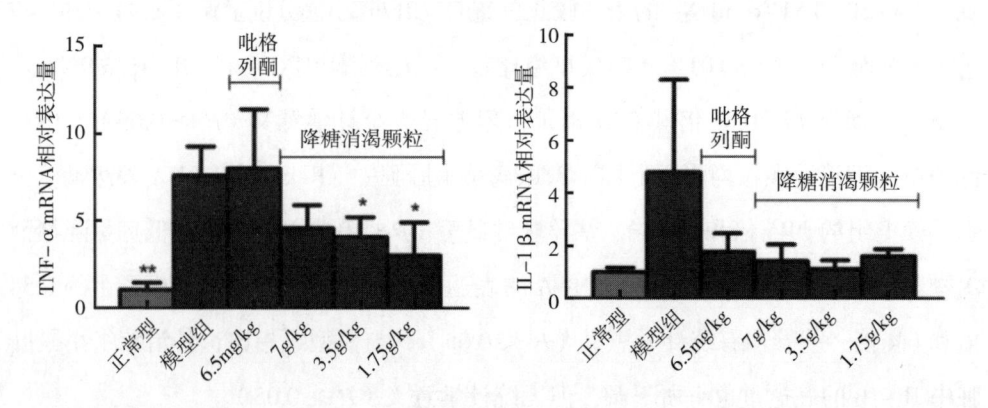

图 4-4　降糖消渴颗粒及吡格列酮对各组小鼠肝脏中 NF-κB、TNF-α、IL-1β 基因表达的影响
注：同表 4-13。

五、对肝脏内质网应激相关基因表达的影响

(一) eIF2α 的 mRNA 表达结果

表 4-14、图 4-5 显示，在肝组织 eIF2α 的 mRNA 表达量方面，模型组 KK-Ay 小鼠的表达量较正常组 C57BL/6J 小鼠显著上调，为正常组的 2 倍（$P < 0.05$）。与模型组相比较，高、中剂量降糖消渴颗粒均可显著下调 eIF2α 的 mRNA 表达量（0.67 倍和 0.64 倍），差异显著（$P < 0.01$），低剂量降糖消渴颗粒组 eIF2α 的 mRNA 表达量是模型组的 0.84 倍，差异具有统计学意义（$P < 0.05$），而吡格列酮对 eIF2α 的 mRNA 表达量无明显作用（$P > 0.05$）。

表 4-14　降糖消渴颗粒及吡格列酮对各组小鼠肝脏中 eIF2α、ATF4、CHOP 基因表达的影响（$\pm s$）

分组	剂量 （g/kg）	eIF2α RQ（倍）	ATF4 RQ（倍）	CHOP RQ（倍）
正常组	—	1.00 ± 0.10**	1.08 ± 0.44**	1.06 ± 0.37**
模型组	—	2.06 ± 0.36	5.31 ± 1.89	9.97 ± 3.54
吡格列酮组	0.006 5	1.90 ± 0.22	1.41 ± 0.41**	3.09 ± 1.72*
降糖消渴颗粒组	7	1.39 ± 0.25**	3.26 ± 0.76**	6.22 ± 1.24
	3.5	1.32 ± 0.20**	1.88 ± 0.86**	3.14 ± 1.50*
	1.75	1.74 ± 0.33*	2.73 ± 0.54**	6.03 ± 3.02

注：正常组为 C57BL/6J 小鼠，余为 KK-Ay 小鼠，$n=4$。与模型组比较，*$P < 0.05$，**$P < 0.01$。

(二) ATF4 的 mRNA 表达结果

从肝组织 ATF4 的 mRNA 的表达量变化可以看出，模型组 KK-Ay 小鼠的表达量较正常组 C57BL/6J 小鼠显著上调，为正常组的近 5 倍（$P < 0.01$）。吡格列酮可有效下调 KK-Ay 糖尿病小鼠肝脏中 ATF4 的 mRNA 表达，是模型组小鼠表达量的 0.27 倍，差异显著（$P < 0.01$），而经各剂量降糖消渴颗粒治疗后，肝脏 ATF4 的 mRNA 表达均明显下调（$P < 0.01$），分别是模型组的 0.61 倍、0.36 倍和 0.52 倍。

(三) CHOP 的 mRNA 表达结果

在肝组织 CHOP 的 mRNA 表达量变化方面，模型组 KK-Ay 小鼠的表达量较正

常组 C57BL/6J 小鼠显著上调,为正常组的 9.41 倍($P < 0.01$)。经吡格列酮治疗后,CHOP 的 mRNA 表达量有所下调,降至模型组的 0.31 倍($P < 0.05$),中剂量降糖消渴颗粒与比格列酮作用相近,表达量是模型组的 0.32 倍($P < 0.05$),高、低剂量降糖消渴颗粒虽然也可在一定程度上降低 CHOP 的 mRNA 表达量(0.62 倍和 0.6 倍),但差异无统计学意义($P > 0.05$)。

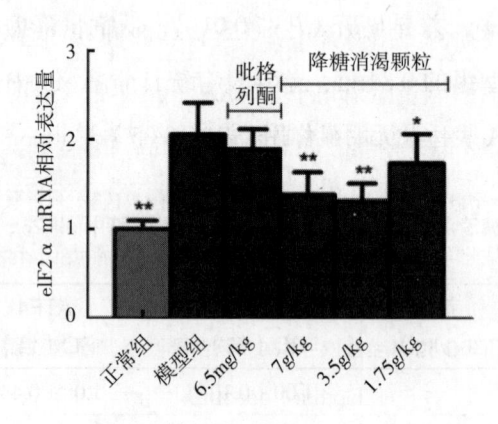

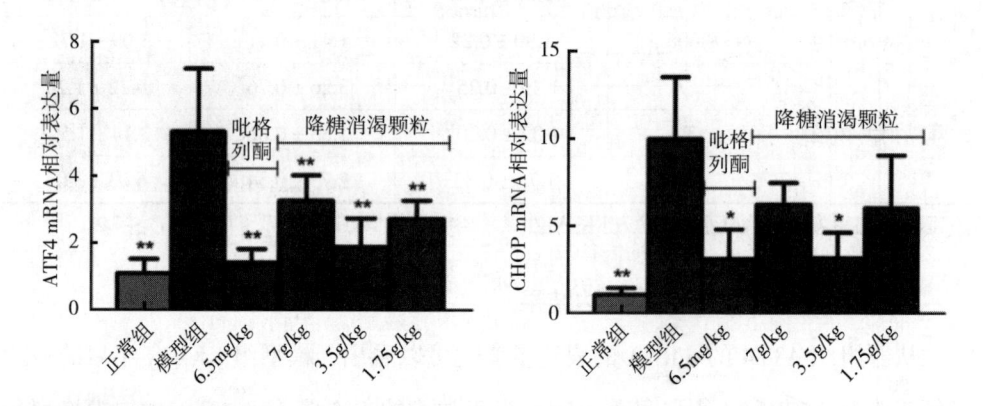

图 4-5 降糖消渴颗粒及吡格列酮对各组小鼠肝脏内质网应激相关基因 eIF2α、ATF4、CHOP 的 mRNA 表达的影响

注:同表 4-14。

(四)IRE1α 的 mRNA 表达结果

如表 4-15、图 4-6 所示,在肝组织 IRE1α 的 mRNA 表达方面,正常组

C57BL/6J 小鼠表达量是模型组 KK-Ay 小鼠的 0.23 倍，模型组表达量显著上调（$P < 0.01$）。中剂量降糖消渴颗粒组 KK-Ay 小鼠肝脏内 IRE1α 的 mRNA 表达量是模型组小鼠的 0.28 倍，与模型组相比具有差异（$P < 0.05$），吡格列酮及高、低剂量降糖消渴颗粒虽然也可下调 IRE1α 的 mRNA 表达（0.57 倍、0.45 倍和 0.47 倍），但差异无统计学意义（$P > 0.05$）。

表 4-15　降糖消渴颗粒及吡格列酮对各组小鼠肝脏中 IRE1α、XBP1、GRP78 基因表达的影响（$\pm s$）

分组	剂量（g/kg）	IRE1α RQ（倍）	XBP1 RQ（倍）	GRP78 RQ（倍）
正常组	—	$1.00 \pm 0.09^{**}$	$1.00 \pm 0.09^{**}$	$1.04 \pm 0.31^{**}$
模型组	—	4.42 ± 1.33	2.09 ± 0.09	3.15 ± 0.54
吡格列酮组	0.006 5	2.50 ± 1.17	2.05 ± 0.14	2.26 ± 0.54
降糖消渴颗粒组	7	1.97 ± 0.96	1.45 ± 0.39	2.12 ± 0.77
	3.5	$1.24 \pm 0.23^{*}$	1.97 ± 0.13	$1.38 \pm 0.14^{**}$
	1.75	2.06 ± 0.63	2.01 ± 0.34	2.18 ± 0.85

注：正常组为 C57BL/6J 小鼠，余为 KK-Ay 小鼠，$n=4$。与模型组比较，$^{*}P < 0.05$，$^{**}P < 0.01$。

（五）XBP1 的 mRNA 表达结果

模型组 KK-Ay 小鼠肝组织中 XBP1 的 mRNA 的表达量是正常组 C57BL/6J 小鼠的 2.09 倍，差异具有统计学意义（$P < 0.01$）。但各治疗组均未表现出明显的下调 KK-Ay 小鼠肝组织中 XBP1 的 mRNA 表达量的作用（$P > 0.05$）。

（六）GRP78 的 mRNA 表达结果

从肝组织 GRP78 的 mRNA 表达量可以看出，模型组 KK-Ay 小鼠的表达量较正常组 C57BL/6J 小鼠上调，是其 3 倍（$P < 0.01$）。经中剂量降糖消渴颗粒治疗后，肝脏中 GRP78 的 mRNA 表达量下调至模型组的 0.44 倍，差异具有统计学意义（$P < 0.01$），吡格列酮和高、低剂量降糖消渴颗粒也可将组织中 GRP78 的 mRNA 表达量下调至模型组的 0.72 倍、0.67 倍和 0.69 倍，但作用不显著（$P > 0.05$）。

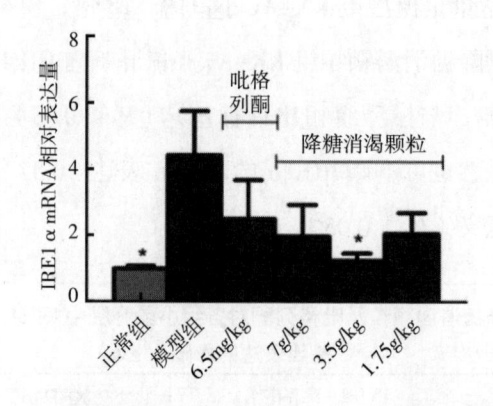

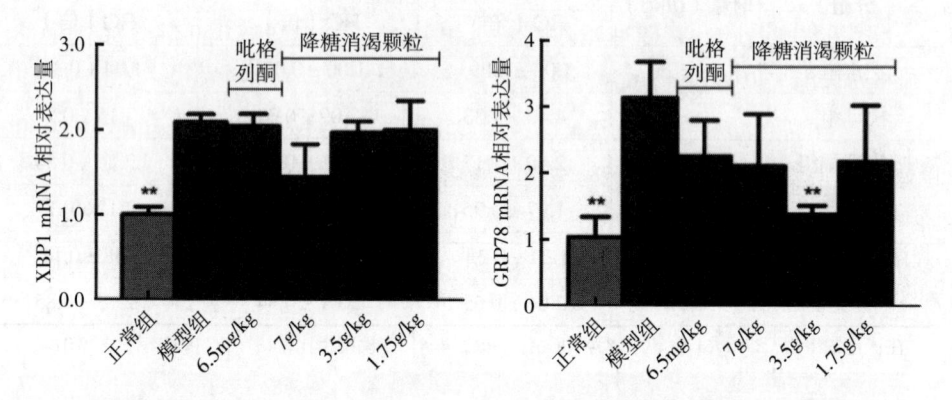

图 4-6　降糖消渴颗粒及吡格列酮对各组小鼠肝脏内质网应激相关基因 IRE1α、XBP1、GRP78 的 mRNA 表达的影响

注：同表 4-15。

六、内质网应激相关蛋白免疫组化检测结果

由图 4-7 可以看出，正常 C57BL/6J 小鼠肝细胞内 eIF2α 磷酸化水平很低，GRP78 表达量也相对较少，经高脂饲料诱导后，模型组 KK-Ay 小鼠肝脏内 eIF2α 磷酸化水平和 GRP78 含量显著升高，经吡格列酮及各剂量降糖消渴颗粒治疗后，肝脏内 eIF2α 的磷酸化水平和 GRP78 表达量都有不同程度的降低，说明吡格列酮和降糖消渴颗粒降低了肝脏内质网应激的水平，对肝脏起到一定的保护作用。

p-eIF2α

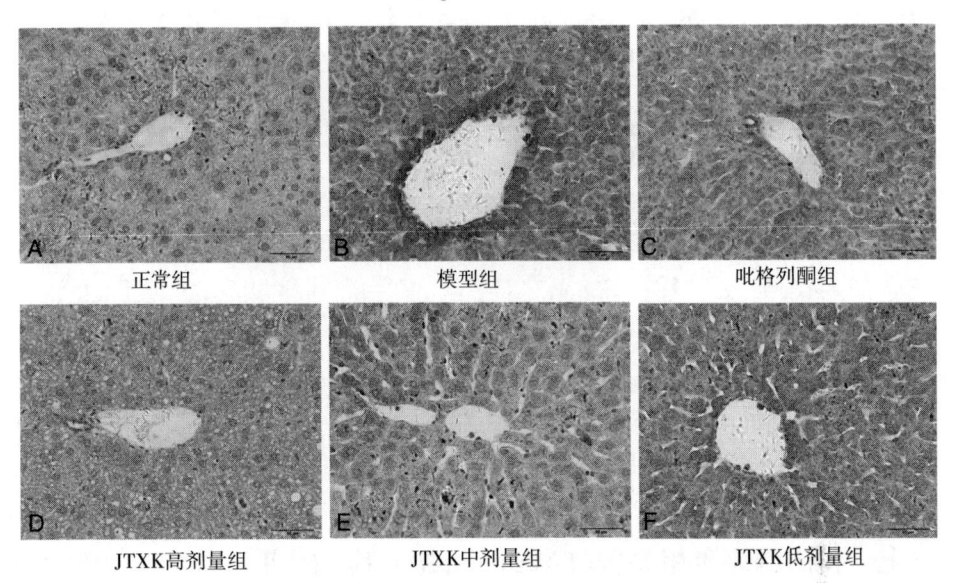

A 正常组	B 模型组	C 吡格列酮组
D JTXK高剂量组	E JTXK中剂量组	F JTXK低剂量组

GRP78

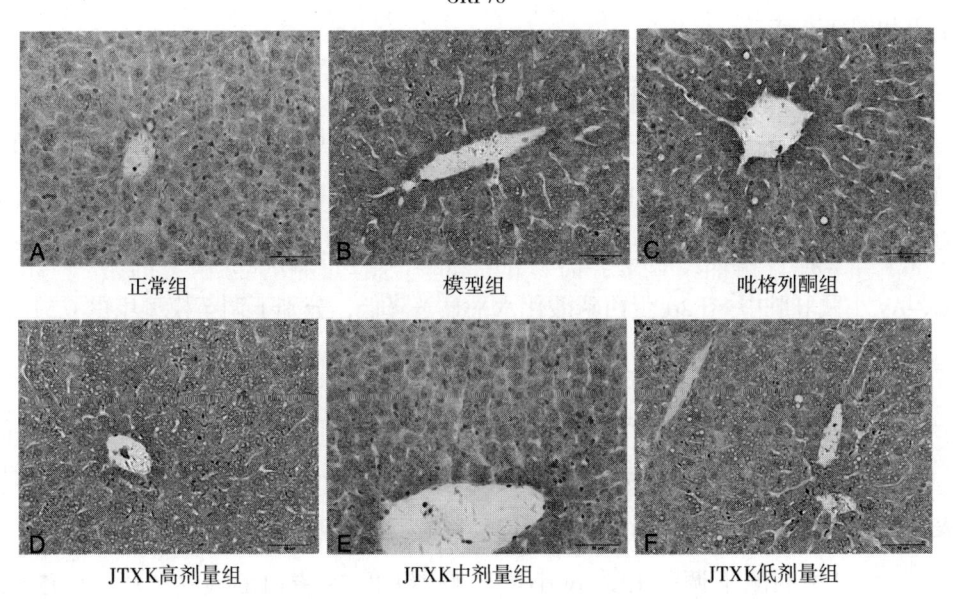

A 正常组	B 模型组	C 吡格列酮组
D JTXK高剂量组	E JTXK中剂量组	F JTXK低剂量组

图 4-7

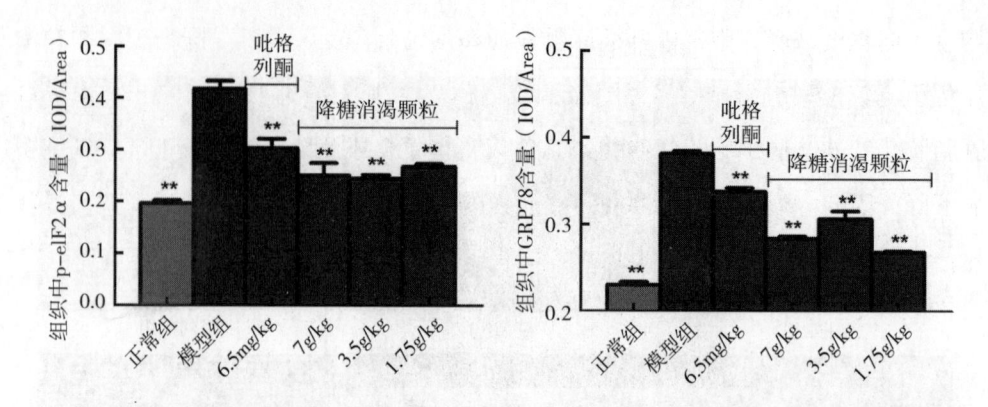

图4-7 降糖消渴颗粒及吡格列酮治疗后各组小鼠肝脏中p-eIF2α、GRP78免疫组化结果（40×）
注：正常组为C57BL/6J小鼠，余为KK-Ay小鼠。A：正常组；B：模型组；C：吡格列酮组；D：JTXK高剂量组；E：JTXK中剂量组；F：JTXK低剂量组。

七、内质网应激相关蛋白 Western Blot 检测结果

Westernblot 法分析各组小鼠肝组织中 p-eIF2α、GRP78、CHOP 蛋白的表达量。结果如图4-8所示。

（一）p-eIF2α 的蛋白表达结果

肝组织中 p-eIF2α 蛋白表达量分析：与正常组 C57BL/6J 小鼠相比，模型组 KK-Ay 小鼠肝脏中磷酸化 eIF2α 蛋白表达量明显升高，约为正常组小鼠的 3.37 倍，差异具有统计学意义（$P < 0.01$）；经吡格列酮和各剂量降糖消渴颗粒治疗后，KK-Ay 小鼠肝脏中 eIF2α 蛋白磷酸化水平显著降低，分别下调至模型组的 0.51 倍、0.39 倍、0.37 倍和 0.54 倍（$P < 0.05$）。

（二）GRP78 的蛋白表达结果

肝组织中 GRP78 蛋白表达量分析：模型组 KK-Ay 小鼠肝脏中 GRP78 蛋白表达量较正常组 C57BL/6J 小鼠显著升高，约为正常组的 2.59 倍，差异显著（$P < 0.01$）；吡格列酮下调了 KK-Ay 小鼠肝脏中 GRP78 蛋白的表达（$P < 0.05$），约为模型组的 0.67 倍，经各剂量降糖消渴颗粒治疗后，各组糖尿病小鼠肝脏中 GRP78 的表达均有所下调，分别是模型组的 0.48 倍、0.59 倍和 0.59 倍，差异具有统计学意义（$P < 0.01$）。

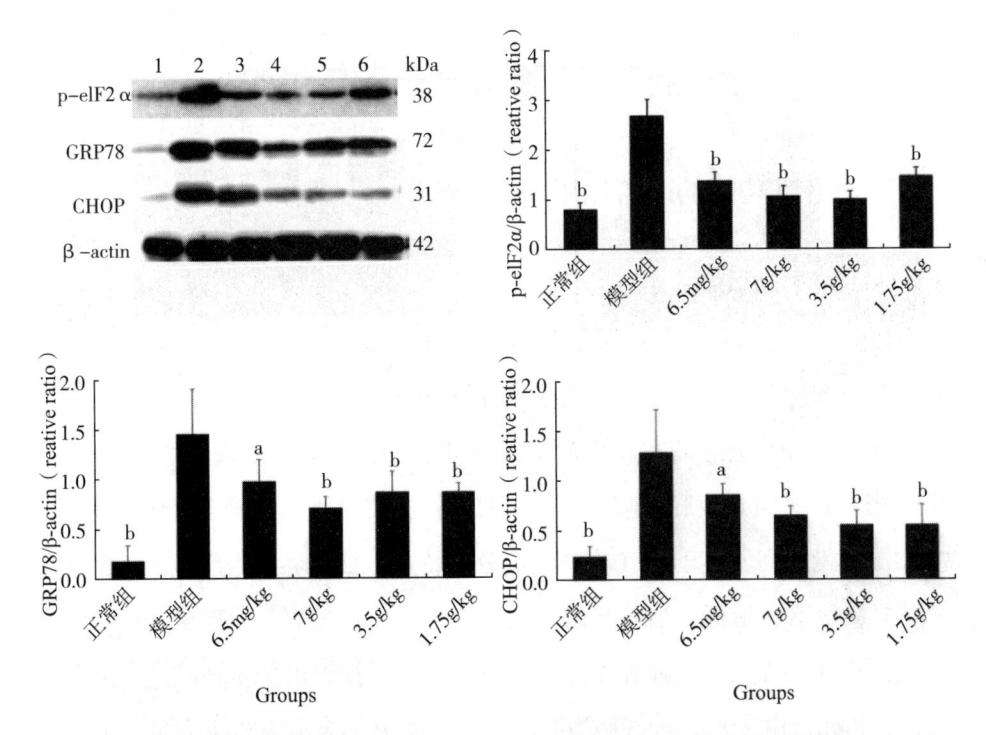

图 4-8　降糖消渴颗粒及吡格列酮对各组小鼠肝脏中 p-eIF2α、GRP78、CHOP 蛋白表达的影响
注：正常组为 C57BL/6J 小鼠，余为 KK-Ay 小鼠。与模型组比较，$^*P < 0.05$，$^{**}P < 0.01$。
蛋白相对表达量 = 目的蛋白灰度值 / 内参灰度值

（三）CHOP 的蛋白表达结果

肝组织中 CHOP 蛋白表达量分析：与正常组 C57BL/6J 小鼠相比，模型组 KK-Ay 小鼠肝脏中 CHOP 蛋白表达量明显升高，约为正常组小鼠的 5.4 倍，差异显著（$P < 0.01$）；经吡格列酮治疗后，KK-Ay 小鼠肝脏中 CHOP 蛋白的表达有所减少（$P < 0.05$），约为模型组的 0.67 倍，各剂量降糖消渴颗粒均可降低糖尿病小鼠肝脏中 CHOP 的蛋白表达量，分别是模型组的 0.51 倍、0.43 倍和 0.43 倍，差异具有统计学意义（$P < 0.01$）。

第四节 实验结果分析与讨论

一、对肝脏功能的改善作用

（一）ALT 和 AST

丙氨酸转氨酶（ALT）和天冬氨酸转氨酶（AST）主要分布在肝脏细胞内，ALT 存在于细胞基质中，而 AST 则主要存在于细胞基质内和线粒体中，正常情况下，血清中 ALT 含量很少，来源于细胞基质，仅为细胞内浓度的 1/3 000～1/1 000，当各种原因导致肝细胞受损时，ALT 就会被释放入血清中，从而表现为血清中 ALT 含量升高，鉴于 ALT 在体内的分布特点，被世界卫生组织推荐为肝细胞功能受损最敏感的指标。当肝脏由于炎症等遭到严重破坏，AST 从受损的线粒体释放入血清中，则会造成血清 AST 显著升高。当肝细胞进一步被破坏，大量肝细胞凋亡、坏死，由于正常肝细胞数目减少，转氨酶的合成量也会降低，但伴随着胆红素释放入血，出现"胆酶分离"现象。

（二）γ-GT

γ-GT 也主要存在于肝脏中，由细胞线粒体产生，存在于肝内胆管上皮细胞及肝细胞质内，由胆道排泄，因此正常血清中含量很少。当肝细胞受损特别是肝内胆管上皮细胞损伤时，细胞膜通透性增加或破裂，γ-GT 释放入血导致血清中活性增强。因此，γ-GT 可被作为肝细胞损伤和肝内胆管上皮细胞损伤的标志。而胆管损伤的患者多伴有严重的肝脏纤维化，γ-GT 的活动度与肝脏损伤程度具有高度的一致性，能很好地反映出肝脏炎症和肝脏纤维化程度。

（三）糖尿病和 NAFLD 对肝脏的损害

对于糖尿病患者来说，肝脏是调节血糖的重要器官之一，而肝脏中的脂肪堆积会减弱该器官对胰岛素的反应，使血液中的葡萄糖过多，从而加重糖尿病病情。此外，糖尿病患者发生更严重形式的 NASH 的概率会增加，这种肝炎会导致有害的炎症和肝脏瘢痕组织的形成。NAFLD 患者肝脏中脂肪堆积不仅会损伤肝脏，还会对全身多个系统造成影响。NAFLD 与糖尿病有着密切相关性，NAFLD 会使肝脏对胰岛素的反应减弱，导致血糖升高，加重糖尿病病情。同时，NAFLD 也会加速肝脏脂肪的变性和炎症的发生，使得 NAFLD 进展为 NASH、肝硬化、肝癌的风险大大上升。糖尿病与非酒精性脂肪肝相互作用，形成一个恶性循环，严重影响机体健康。一方面，胰岛素抵抗引起的血糖异常升高会加速肝脏脂肪的变性和炎症的发生，另一方面，NASH 又会反过来加重胰岛素抵抗，引起代偿性高胰岛素血症的发生，机体调节血糖的能力进一步下降，血糖也就变得更难以控制。

高脂饲料诱导的糖尿病和非酒精脂肪性肝病本身就会因为脂质在肝脏的异位沉积、胰岛素抵抗、炎性细胞因子、氧化应激及内质网应激等原因造成部分肝细胞肿胀、气球样变、脂肪性变、水化甚至增生、坏死。本研究选择对实验动物的肝脏功能相关指标进行检测，一方面是为了评价降糖消渴颗粒及吡格列酮是否可以通过减少或去除以上导致肝细胞损伤的原因从而改善肝脏功能，对肝脏起到保护作用；另一方面，肝脏是人体重要的解毒器官及药物代谢器官，通过对各组小鼠肝脏功能相关指标的检测，可以初步探索在肝细胞存在损伤、肝功能不全的情况下，降糖消渴颗粒是否会加重肝脏负担，对肝脏造成更严重的损害，从而评估用药的安全性及安全剂量。

（四）降糖消渴颗粒改善了肝脏功能

本实验中，模型组 KK-Ay 小鼠血清中 ALT、AST 和 γ-GT 均有不同程度的升高，且较正常小鼠差异显著，说明糖尿病小鼠肝细胞受损严重。经过吡格列酮治疗后，肝功能各项指标均明显改善，有良好的保护糖尿病肝损伤的作用。这可能是因为吡格列酮提高了肝脏、脂肪和骨骼肌等胰岛素靶器官对胰岛素的敏感性，抑制脂肪组织的分解，使脂质在皮下沉积，促进肝脏内脂肪酸氧化及减少糖异生，从而减少了肝脏内脂质的堆积，另外，也通过减轻肝细胞炎症，减少 ROS 的产生来对肝细胞起到保护作用。各剂量降糖消渴颗粒对血清 AST 降低作用明显，低剂量降糖消渴颗粒效果最好，经其治疗后，肝脏 ALT 活性降至模型组的 0.14 倍，与此同时，低剂量降糖消渴颗粒对肝脏 AST 的改善作用在各治疗组中最为突出，说明其对肝细胞内线粒体也具有一定的保护作用。此外，各治疗组血清中 γ-GT 含量都显著降低。虽然各剂量降糖消渴颗粒对肝功能都有不同程度的改善，但从肝功能各酶水平上来看，并未呈剂量依赖性关系，低剂量效果最佳，且高、中剂量对肝脏 AST 活性没有明显的降低作用，高剂量组小鼠肝脏 ALT 和 γ-GT 水平也较低剂量组小鼠高。这可能是因为，在肝功能异常的情况下，正常细胞代偿受损细胞功能，维持正常的生命活动，在肝细胞受损严重、正常肝细胞数目减少的情况下，高、中剂量降糖消渴颗粒产生的血药浓度仍会造成肝脏的负担，不能发挥最好的作用。由此我们受到启发，在治疗糖尿病合并肝损伤、尤其是肝功能异常的患者时，减少常规用药剂量可减轻肝脏负担，得到更好的治疗效果。而降糖消渴颗粒发挥这一作用的机制是本身作为一种抗氧化剂或促进抗氧化剂的生成，纠正机体氧化失衡状态，还是与吡格列酮类似，作为胰岛素增敏剂通过改善胰岛素抵抗状态来减轻肝细胞炎症反应，将在下文中详细论述。

二、对血清及肝脏氧化应激的改善作用

机体内很多代谢活动都是通过氧化还原反应实现的，既可以从氧化还原反应中获得能量，也会在氧化还原反应中逐渐衰退。在生物体内，几乎所有的化学反应都是通过氧化还原反应来完成的。氧化还原反应是指电子从还原剂转移到氧化剂的过程，这个过程中会释放能量并生成新的化学键。细胞代谢是指细胞内一系列化学反应的总和，这些反应主要包括能量的生成、物质的合成和分解等。在细胞代谢过程中，氧化还原反应起到了关键的作用。通过氧化还原反应，细胞能够将营养物质氧化分解为小分子，并从中获取能量。同时，氧化还原反应还参与了细胞内各种生物分子的合成和分解过程，如蛋白质、糖类、脂肪等。因此，氧化还原反应是身体所有细胞代谢的基础，它不仅参与了细胞内各种化学反应的进行，还为身体的正常运转提供了能量和物质支持。氧化应激是由于细胞内氧化代谢产生氧化物的能力和抗氧化防御系统清除氧化物的能力失衡导致的。

（一）活性氧簇

活性氧簇（ROS）在线粒体氧化磷酸化电子传递过程中产生，是体内氧化还原

反应中主要的氧化产物，此外，内质网在内质网酶的作用下对蛋白质进行折叠的过程也伴随着 ROS 的产生。在生理情况下，ROS 调节机体糖代谢，过氧化氢既可以促进胰岛 β 细胞在葡萄糖的作用下释放胰岛素，胰岛素又可以促进过氧化氢的生成以增加 IRS-1 的酪氨酸磷酸化激活，调控胰岛素信号通路。当 ROS 在体内不断产生而抗氧化物质又不断减少时，就会激发氧化应激，损伤膜磷脂、蛋白、DNA 等大分子，使它们功能丧失，ROS 在线粒体内的积聚还会通过释放细胞色素 C 引发细胞凋亡，此外，ROS 还可以激活 NF-κB，促进 TNF-α 和白介素的分泌。

当 ROS 作用于胰岛 β 细胞时，可破坏其细胞膜和线粒体膜的膜磷脂，使细胞膜流动性和通透性增加，引起 β 细胞功能受损，细胞膜破裂甚至凋亡。当肝脏内产生氧化应激时，通过上述反应破坏肝细胞磷脂膜的完整性、蛋白质和酶类的合成以及 DNA 的转录过程，损伤肝脏的正常结构及功能；磷脂酶 A2 在 ROS 的作用下被激活生成大量二磷酸甘油，加重肝脏脂肪化程度；与肝细胞膜及线粒体膜、内质网膜等膜结构上的多不饱和酸发生链式过氧化反应，形成脂质过氧化物，增加膜的通透性和不稳定性，破坏线粒体呼吸链传递电子生成 ATP 的能力，阻碍内质网合成加工折叠分泌蛋白质的功能，引发内质网应激反应，造成肝细胞的损伤；通过炎性细胞因子的大量分泌引发肝脏炎性反应；此外，ROS 还可以破坏肝细胞膜上的胰岛素受体，通过减少与胰岛素结合的受体数量降低肝脏对胰岛素的敏感性，与此同时使 IRS 正常的酪氨酸磷酸化减少，异常的丝氨酸磷酸化增加，抑制胰岛素信号向胞内的传递，引发肝脏的胰岛素抵抗。

（二）超氧化物歧化酶

超氧化物歧化酶（SOD）是机体内重要的抗氧化剂，可与氧自由基结合，催化超氧化物通过歧化反应生成氧气和过氧化氢，氧气直接被机体利用或排出体外，过氧化氢则在过氧化氢酶等酶的作用下分解，以起到保护细胞和组织免受 ROS 损伤的作用。

（三）还原型谷胱甘肽

还原型谷胱甘肽（GSH）是抗氧化系统的主要分子之一，主要位于胞浆内，是细胞内含量最丰富、最有效的抗氧化剂，胞内浓度可达到 1～10mmol/L，近些年发现 GSH 也存在于细胞核和线粒体中，可对有害的、危险的化合物进行解毒。氧化型谷胱甘肽和还原型谷胱甘肽比例的改变是氧化应激的重要指征之一。GSH 主要通过以下几个方面来发挥作用。① GSH 可在谷胱甘肽过氧化物酶（GPx）和谷胱甘肽转移酶（GST）的催化作用下，通过硫醇和二硫化物之间的相互转换来介导一系列非酶促反应；GSH 可以参与蛋白质的谷胱甘肽化反应（二硫化物和蛋白质之间的互换）；GSH 可以和超氧化物歧化酶（SOD）一起通过与自由基直接反应来清除 ROS。当 GSH 通过解毒作用消耗或通过氧化性谷胱甘肽形式大量排出时，机体就会重新合成大量 GSH 以补充消耗。② GSH 既可以通过谷氨酸、半胱氨酸在糖皮质激素的调控作用下生成，也可以在谷胱甘肽合成酶的催化作用下，通过新生的 γ- 谷氨酰半胱氨酸和甘氨酸相互作用生成。其中，GSH 的第一个合成途径占主导地位，因此，糖皮质激素在调节 GSH 稳态中起着至关重要的作用。③ 细胞内 GSH 含量的多少与各种环境因素，如温度、重金属、血糖、外源性生物等有关。所有这些因素都可能通过调控基因生成糖皮质激素进而通过酶催化合成 GSH。而 MDA 是 ROS 与多不饱和脂肪酸反应生成的脂质过氧化产物，可反映机体脂质过氧化水平和氧化应激损伤程度。

（四）降糖消渴颗粒降低了肝脏氧化应激水平

本实验中糖尿病小鼠血清和肝脏中 MDA 含量都较正常组显著升高，说明高脂饲料喂养诱导的 T2DM 小鼠体内发生了明显的氧化应激，这是因为高脂饮食情况下，机体摄入的葡萄糖和脂肪大大增加，血清及肝脏中丙酮酸及乙酰辅酶 A 等代谢产物也随之增加，当这些还原性代谢产物进入线粒体后，氧化作用增强，呼吸链活性上调，产生了更多的 ROS。而血清和肝脏中 FFA 的含量的增多，也使机体脂肪酸氧化作用增强，ROS 产生增多，机体脂质过氧化水平升高，释放大量 MDA 入血，而肝脏是脂质代谢的核心场所，当机体脂质过氧化作用增强时也会在肝脏中产生大量的 MDA。经吡格列酮和各剂量降糖消渴颗粒治疗后，血清中 MDA 含量显著降低，而 SOD 活性明显升高，这说明吡格列酮和降糖消渴颗粒可通过提高抗氧化剂 SOD 活性，增加 ROS 的清除，从而减少机体脂质过氧化，减少 MDA 的产生，这可能是通过调节脂质代谢，减少还原型代谢产物的产生，减轻机体脂肪酸氧化的作用实现的。而对于肝脏内指标的变化，吡格列酮只增加了肝脏内 GSH 含量，而对提高 SOD 活性、减少 MDA 含量并没有明显作用。而高、中剂量降糖消渴颗粒则可以显著提升肝脏内抗氧化的 SOD、GSH 活性，减少脂质过氧化产物 MDA 的含量，降低肝脏的氧化应激水平。这是因为，氧化应激并不单单局限于身体某一组织某一环节，而是一个全身性的反应，中药复方恰恰是针对全身性的失衡状态来进行整体调节的，符合氧化应激发病广泛的特点，在改善机体氧化应激方面体现出了明显的优势。

三、对炎症相关因子 mRNA 表达的影响

（一）炎症信号通路

炎症信号通路是氧化应激的重要靶点，也受内环境中高糖的影响，激活后可促进炎性因子的分泌，而炎性因子可以导致机体 IR 的发生。正常情况下，血浆中的胰岛素与细胞膜表面的胰岛素受体结合，胰岛素受体被磷酸化激活后与胰岛素受体底物结合来传递胰岛素信号，而炎性信号通路可抑制胰岛素受体底物的活性和激活位点，阻断胰岛素信号通路向内的传导，使胰岛素敏感性下降，产生 IR。

（二）核因子 κB

核因子 κB（NF-κB）广泛存在于哺乳动物的细胞中，是调控许多参与炎症反应的基因的核心转录因子，在 NAFLD、炎症反应、细胞凋亡有着非常重要的作用，可以调节许多基因的表达，调控着机体的免疫功能。NF-κB 由分子量为 50kD 和 65kD 的 p50 和 p65 组成，一般情况下，与自身的抑制分子 IκBα 以异源三聚体的形式存在于细胞质中，IκBα 覆盖了 NF-κB 的核定位序列，还可以抑制 NF-κB 与 DNA 在核内的结合，甚至解离其结合的复合物，以使其处于失活状态。在氧化应激、内毒素、前炎性细胞因子（如 IL-1、TNF-α）、生长因子、免疫受体等刺激下，IκBα 的 Ser32 和 Ser36 位点被特异性磷酸化激活，经泛素—蛋白酶体途径使其降解，随后 NF-κB 与其解聚并暴露出核定位序列，从而被转运入核，与 DNA 相应靶基因

结合位点结合，启动目的基因的转录，一方面激活下游多种细胞因子，调控细胞的生长和凋亡；另一方面反向上调 TNF-α、IL-1β 等多种炎性细胞因子的合成及分泌，对组织细胞产生相应的调节作用。TNF-α 和 IL-1β 再次磷酸化 IκB 蛋白激酶，释放更多的 NF-κB 到细胞核内转录介导炎性反应。

NF-κB 是调节炎性反应的的重要因子，糖尿病合并非酒精性脂肪性肝病，特别是非酒精性脂肪性肝炎的患者，肝脏中 NF-κB 表达量显著上调，且与疾病的严重程度成正相关，NF-κB 也可能是饱和脂肪酸诱导肝细胞发生"脂毒性"和炎症反应的原因之一。在糖尿病肝损伤的的发生过程中，NF-κB 可被 ROS 激活，通过促进 TNF-α、IL-1 等炎性细胞因子表达，直接抑制细胞对胰岛素的敏感性，同时激活 IKB 激酶 β，增加 IRS 的丝氨酸磷酸化，减少酪氨酸磷酸化，阻止胰岛素信号向胞内的传递，降低肝脏胰岛素敏感性，引发肝脏 IR，加重肝脏糖脂代谢紊乱，而肝脏糖脂代谢的紊乱又会产生大量的还原性代谢产物，加重肝脏氧化应激，产生大量的 ROS 激活 NF-κB 介导炎性反应。

（三）TNF-α

TNF-α 是由单核巨噬细胞在外界刺激作用下产生的，是肝脏产生炎症时最早出现的细胞因子，也是介导肝损伤的主要因子。一方面 TNF-α 可通过与肝细胞膜上相应受体结合以活化 Caspase-3，使肝细胞凋亡；另一方面可以增加线粒体活性氧和过氧化脂质的生成，同时抑制线粒体的呼吸功能，破坏肝细胞膜，引发炎症反应。此外，TNF-α 还可以活化其它细胞因子如 IL-1、IL-6，形成级联放大效应，介导肝细胞炎症反应，使 NAFLD 向 NASH 进展。TNF-α、IL-1 和 NF-κB 互相促进分泌及合成，共同介导了炎症反应和 IR 的发生。研究表明，TNF-α 在糖尿病合并脂肪肝患者外周血和肝脏中的表达量均明显上调，肝细胞中饱和脂肪酸含量的增多也可增加 TNF-α 的表达，而抑制 TNF-α 的表达可使实验动物在高脂饮食诱导下不发生非酒精性脂肪性肝炎。

（四）降糖消渴颗粒减轻了肝脏炎症反应

本实验中，模型组 KK-Ay 小鼠肝脏中炎症信号通路相关基因的表达较正常组小鼠均显著上调，说明高脂饲料诱导的糖尿病小鼠肝脏中发生了严重的炎症反应。

经吡格列酮治疗后，炎症因子的表达量并没有明显变化，而中、低剂量降糖消渴颗粒显著下调了 NF-κB 和 TNF-α 的表达量，这说明，降糖消渴颗粒具有良好的抗炎、减少炎性因子分泌的作用。这可能是通过降低血糖含量、提高胰岛素敏感性、减轻全身氧化应激及减少脂质在肝脏的异位沉积等综合作用的结果，再次证实了降糖消渴颗粒具有良好的全身性调节的作用。

四、对内质网应激相关基因及蛋白的影响

Moffitt 提出，棕榈酸常被用来诱导肝细胞发生胰岛素抵抗是因为棕榈酸在酯化成为软脂酸甘油酯时，产生了不溶的三酰甘油残留在内质网腔中，破坏其正常结构，诱导了细胞膜上的胰岛素受体底物 1 功能紊乱。造成内质网应激损伤的脂肪酸多为饱和脂肪酸，这是因为饱和脂肪酸较不饱和脂肪酸更难转化为三酰甘油，从而可以以游离状态进入内质网腔内，抑制了内质网组装和膜的分裂，破坏了内质网的正常形态，其功能也会受到一定的损伤，这很可能是饱和脂肪酸"脂毒性"效应的重要原因。

（一）内质网参与胰岛素信号传递

内质网是真核细胞特有的细胞器，而且是真核细胞内最大的细胞器结构，其功能复杂且多样，主要分为合成蛋白质、脂类和固醇，调控糖和固醇的代谢几个方面。内质网可生成和修饰分泌型蛋白和膜蛋白。内质网酶通过形成二硫键和糖基化作用将新生蛋白质折叠成正确形态，而每一个二硫键形成都伴随有一个 ROS 的产生，此种途径的 ROS 占到细胞内总 ROS 产量的四分之一，可介导细胞的氧化应激，进而参与 2 型糖尿病状态下 IR 的发生。未折叠或错误折叠蛋白则由内质网转运入细胞质内，通过泛素化通路降解。此外，内质网能合成脂类，组装新合成的蛋白，并对合成后的蛋白质进行加工、修饰、折叠。内质网还可以通过调节细胞内 Ca^{2+} 水平参与机体 IR 的过程。Ca^{2+} 是胰岛素受体酪氨酸蛋白激酶调节因子，当细胞内 Ca^{2+} 水平升高时，胰岛素受体酪氨酸蛋白激酶活性下降，酪氨酸磷酸化激活数量减少，导致胰岛素信号传递的减弱，从而削减了胰岛素的生理作用，细

胞内 Ca^{2+} 水平升高还可以激活 PKC，参与 IR 的发生。

（二）内质网稳态

细胞在正常情况下，内质网膜上的 3 种跨膜感受器蛋白激酶 R 样的内质网激酶（PERK）、肌醇需求激酶 1α（IRE-1α）、激活转录因子 6（ATF-6）与内质网分子伴侣糖调节蛋白 78（GRP78）特异性结合处于失活状态。而在未折叠蛋白反应阶段，三种跨膜感受器 PERK、IRE1α、ATF6 感受刺激后与 GRP78 分离将其释放入内质网腔内与未折叠的蛋白结合，帮助蛋白折叠成正确形态，自身则以不同激活方式相继激活，以增强内质网折叠蛋白的能力，恢复内质网稳态。

（三）内质网应激

在某些异常情况下，如化学物质及病原微生物的刺激，内质网 Ca^{2+} 池失衡，葡萄糖耗竭，外周环境中脂肪酸升高，蛋白糖基化受抑制等，会打破内质网的稳态导致网腔内大量未折叠蛋白或错误折叠蛋白的积累，这种状态被称为内质网应激（ERS）状态。

1. 未折叠蛋白反应

ERS 可激发细胞内的保护机制——未折叠蛋白反应（UPR）来应对这些外界刺激。而当 UPR 长期、持续存在的情况下则会激活细胞炎性信号通路甚至凋亡信号通路。UPR 分为适应期、警报期、凋亡期三个连续的阶段。适应期主要发生在生理情况下，主要功能是减少蛋白质的转录和翻译，增加腔内蛋白的清除；警报期主要发生在细胞及周围组织的稳态已被破坏、正常功能已受损的情况下，是机体正常的代偿性反应，可激活应激通路以保护细胞。但长期、持续的 ERS 可通过自身对一些起关键作用的酶类的合成进行调节激活细胞炎性信号通路甚至凋亡信号通路，诱发炎症反应，引发 IR，并通过影响肝脏调节脂质代谢相关基因的表达导致肝脏内的脂质沉积，也会对细胞及组织正常功能造成破坏。当 RES 强大而持久，超过细胞承受能力时便会引发细胞的凋亡，进入终末阶段——细胞凋亡期。

2. GRP78

GRP78 表达量的上调是内质网应激的重要标志之一。PERK 的激活导致真核细胞起始转录因子 2α（eIF2α）磷酸化，降低了细胞的转录和翻译能力，减少蛋白质的生成。IRE1α 激活后可促进 X 盒结合蛋白 1（XBP1）的生成并促进内质网降解相关蛋白的表达。这些反应的目的都是通过减少内质网腔中蛋白质的合成，增强未蛋白质折叠及错误折叠蛋白降解的能力，恢复内质网稳态以减轻内质网应激的程度。

3. 活化转录因子 4

活化转录因子 4（ATF4）属于 ATF/CREB b-ZIP 家族，该家族的蛋白可通过亮氨酸区域形成多种二聚体，与 DNA 的相应区域结合而发挥作用。ATF4 可连接细胞内多条信号通路，介导细胞由内质网应激状态向凋亡的转变。

4. 转录因子 C/EBP 同源蛋白

转录因子 C/EBP 同源蛋白（CHOP）又称为生长抑制和 DNA 损伤基因 153（GADD153），是内质网应激引发细胞凋亡的关键启动转录因子和标志物，主要受 PERK/ eIF2α/ATF4 调节，其启动子区域的 C/EBP-ATF 结合位点可与 ATF4 结合来发挥诱导细胞凋亡的作用，从而实现内质网应激向细胞凋亡的转化。IRE1α/XBP1 也对 ATF4 有一定调节作用。细胞在内质网应激状态下，多种因素如胞内 Ca^{2+} 水平的改变，内质网膜上三种膜蛋白的活化以及网腔内大量未折叠蛋白或错误折叠蛋白的堆积，均能使细胞内产生大量 CHOP。有学者表明，特异性敲除 CHOP 基因小鼠肝脏仍可诱导酒精性脂肪性肝病并激活内质网应激反应，但肝细胞的凋亡却大大减少，这表明，内质网应激状态下 CHOP 的激活是肝细胞发生凋亡的重要因素之一。另外，CHOP 的增加可下调凋亡抑制基因 Bcl-2 的表达，而过度应激状态可使半胱氨酸蛋白酶蛋白 -12（Caspase-12）由复合物状态分裂成为有活性的状态，与 ATF4、CHOP 共同介导细胞的凋亡。沉默肝细胞 CHOP 基因可降低多种因素导致的肝损伤，也包括糖尿病肝损伤，还可以减轻饱和脂肪酸引起的肝细胞凋亡。CHOP 也部分介导了肝脏氧化应激的发生，Song 等研究发现，特异性敲除 CHOP 基因可减弱糖尿病小鼠的氧化应激反应，这从另一方面说明 CHOP 的激活增强了氧化应激的程度。

本实验中模型组小鼠肝脏 CHOP 表达量显著升高，说明高脂喂养 KK-Ay 小鼠肝脏中发生了严重的内质网应激，且内质网失稳态不可代偿，已经从内质网应激向细胞凋亡进行转变。有研究表明，饮食诱导和基因敲除的肥胖动物模型肝脏中内质网应激标志物表达量上调，增强其内质网折叠能力可有效减轻胰岛素抵抗，减少肝脏脂质代谢紊乱，减少肝细胞损伤相关基因的表达。临床上也有研究表明，患有 2 型糖尿病、非酒精性脂肪性肝病、肥胖等代谢综合征的患者，其肝脏中内质网应激标志物的表达都会呈现出上调的趋势。高脂饮食诱导的 2 型糖尿病小鼠处于肥胖和影响过剩的状态，饱和脂肪酸沉积在组织中，引起内质网应激，内质网应激又可以通过调节饱和脂肪酸引发肝组织功能紊乱。体外实验也证实，使用棕榈酸等饱和脂肪酸可引发肝细胞内质网应激的发生，从而介导了肝细胞功能的紊乱和细胞凋亡，而使用外源性化学制剂激发肝细胞内质网的折叠能力，有利于缓解其内质网应激的程度。

（四）降糖消渴颗粒降低了肝脏内质网反应

本实验可以看出，模型组小鼠肝脏内质网应激中的跨膜蛋白感受器 eIF2α、IRE1α 及分子伴侣 GRP78 的表达较正常组均有不同程度的上调，预示着内质网应激的发生。服用吡格列酮后 IRE1α、ATF4 的激活较模型组显著降低，且内质网应激向细胞凋亡转变的关键因子 CHOP 的表达量较模型组显著下调，而对 eIF2α 基因的上调没有明显的改善作用。说明吡格列酮可抑制内质网应激 PERK/ eIF2α/ATF4 通路，从而降低 CHOP 的表达，改善内质网应激及由其引发的细胞凋亡，而对 IRE1α/XBP1 没有明显改善作用。降糖消渴颗粒对内质网应激的改善作用更加明显，可以通过 PERK/ eIF2α/ATF4 和 IRE1α/XBP1 两条通路来改善内质网应激状态且下调 CHOP 的表达，从而阻止细胞凋亡的发生，免疫组化及 Western Blot 也显示降糖消渴颗粒可显著降低肝脏内 eIF2α 的磷酸化水平，减少组织中 GRP78 含量，改善了内质网应激反应。

第五节　小结

胰岛素抵抗，氧化应激，炎症反应和内质网应激互为因果，彼此正反馈调节，加重糖尿病肝损伤的进程。降糖消渴颗粒可能通过以下途径改善 2 型糖尿病 IR 及肝损伤。

（1）对全身性的氧化应激状态起到整体的调节作用，提高机体抗氧化剂 SOD、GSH 活性，减少脂质过氧化作用，减少 ROS 的产生并加快其清除以保护肝细胞，胰岛 β 细胞形态和功能的完整性，保证胰岛素信号的正常传递。高、中剂量效果最佳。

（2）具有良好全身性调节效果及抗炎作用，可抑制 NF-κB 炎症信号通路的激活，减少炎性因子分泌，从而增加 IRS 酪氨酸磷酸化，提高胰岛素敏感性，减轻全身氧化应激。中、低剂量效果较好。

（3）缓解内质网应激反应，保护内质网储存 Ca^{2+} 的能力，降低胞浆中 Ca^{2+} 水平，从而增加胰岛素受体酪氨酸蛋白激酶活性，促进胰岛素信号在胞内的传递，从而改善胰岛素的生理功能，增加其敏感性，同时抑制 PKC 激活，缓解 2 型糖尿病 IR。中剂量效果最佳。

此外，在治疗糖尿病合并肝损伤，且伴有肝功能异常的患者时，减少常规用药剂量可减轻肝脏负担，得到更好的治疗效果。

第五章
总结与展望

2型糖尿病是多基因和环境共同作用导致的一类以营养物质代谢紊乱为主要特征的内分泌代谢性疾病，具有遗传易感性。2型糖尿病常并发肝损伤，表现为肝脏脂肪变性、炎症及肝功能异常，目前尚无有效治疗措施。中医药在对2型糖尿病合并肝损伤的预防和治疗方面具有独特的优势，可以在降低血糖的同时综合调整机体阴阳失衡状态，对糖尿病胰岛素抵抗、糖脂代谢紊乱及氧化应激状态也起到了很好的治疗作用。降糖消渴系列方是以中西医结合理论为指导，肝脾肾三脏同调为主要辨证思想创立的代表性方剂，经多中心临床试验证实疗效确切。本研究也是在国家重大新药创制专项治疗糖尿病候选药物的立题研究框架下，深入研究降糖消渴颗粒对2型糖尿病合并肝损伤的影响，探讨脏腑辨证论治方法对2型糖尿病及其并发症的改善作用及可能机制。

一、降糖消渴颗粒的药学作用机制途径

本研究证明，立足于肝脾肾三脏同调理论的组方降糖消渴颗粒能够降低自发性2型糖尿病小鼠血糖、血脂，增加胰岛素敏感性，减少糖尿病状态下肝脏脂质堆积及炎性细胞浸润，改善肝脏氧化应激状态，保护肝脏组织正常形态和功能。以上药学作用的机制部分通过以下途径实现。

（1）增加IRS的表达及酪氨酸磷酸化，恢复胰岛素信号向细胞内的正常传递，下调胰岛素作用下GSK-3α的表达量，同时上调Akt的表达来减少糖异生，促进肝脏对葡萄糖的摄取及糖原合成，阻止肝脏内葡萄糖的输出来改善糖代谢紊乱。

（2）上调AMPKα的表达，进而激活PPAR-α，增强脂肪酸氧化、脂蛋白代谢，

下调 SREBP，减少肝脏内脂肪酸、TC 和 TAG 的合成，改善肝脏的脂肪变性。

（3）抑制 NF-κB 炎症信号通路的激活，减少炎性因子分泌，从而增加 IRS 酪氨酸磷酸化，提高胰岛素敏感性，减轻全身氧化应激。

（4）减少内质网应激信号通路中相关因子的表达，减少 p-eIF2α、GRP78 的蛋白合成，缓解内质网应激的程度，保护内质网正常功能及储存 Ca^{2+} 的能力，从而改善胰岛素生理功能，促进胰岛素信号在细胞内的正常传递。

二、"立足肝脾肾，辨证治疗 2 型糖尿病"理论的科学性

该研究结果从基础实验的不同方面验证了肝脾肾同调辨证治疗 2 型糖尿病的理论。降糖消渴颗粒通过对肝、脾、肾三脏的综合调理，可以整体改善 2 型糖尿病小鼠的糖代谢、脂代谢及氧化应激状态，证实了肝脾肾三脏同调可以平衡糖尿病小鼠的能量代谢，提高糖尿病状态下机体的抗氧化能力；而当肝脏发生糖脂代谢紊乱时，降糖消渴颗粒又可以增加肝脏对胰岛素的敏感性，促进肝组织摄取利用葡萄糖，增加肝脏合成糖原和脂肪酸氧化，减少肝脏内糖异生和脂类物质的合成，同时减轻肝脏炎症反应，抑制内质网应激信号通路的激活，共同起到减轻糖脂代谢紊乱状态下肝脏损伤的作用。这些作用不是通过单纯对某一脏或能量代谢的某一方面的调节来实现的，而是在中医整体观的指导下，通过肝脾肾三脏同调取得的综合效果。进一步证实了肝脾肾三脏同治辨证治疗 T2DM 理论的科学性。

三、降糖消渴颗粒的后续研究展望

从本研究来看，不同剂量的降糖消渴颗粒在改善糖尿病 IR 和肝脏损伤的不同方面各有其优势，综合来看中剂量效果较好，但在改善葡萄糖耐量方面起效较慢，稍显不足，而且各剂量降糖消渴颗粒在对各项指标的总体影响上并没有表现出明显的量—效依赖关系，尚不能完全确定治疗应选用的最佳剂量。在本研究基础上，后续可采用离体实验分别研究糖消渴颗粒对 IR 肝细胞糖代谢、脂代谢及内质网应

激的作用，以排除多因素混杂对实验结果造成的复合影响，从而更精确地阐释降糖消渴颗粒的作用途径及最佳治疗剂量。

降糖消渴颗粒作为一种传统的中药制剂，已经在临床应用中展现出了一定的疗效和优势。然而，随着医学研究的不断深入和人们对疾病认识的不断加深，对降糖消渴颗粒的后续研究仍然有许多值得探讨和展望的方面。

1. 药效机制研究

虽然降糖消渴颗粒在临床应用中取得了一定的效果，但其具体的药效机制仍不明确。未来研究可以通过现代药理学、分子生物学等技术手段，深入探究降糖消渴颗粒的作用机制，为其临床应用提供更加科学的依据。

2. 配方优化研究

降糖消渴颗粒作为一种复方制剂，其配方组成及配比可能还有进一步优化的空间。未来的研究可以通过对配方进行优化，提高其疗效和安全性，为患者提供更加安全、有效的治疗选择。

3. 临床应用研究

在临床研究方面，可以进一步扩大降糖消渴颗粒的临床试验范围，探索其在不同类型、不同阶段的糖尿病患者中的疗效和应用前景。同时，对其在糖尿病并发症治疗中的作用进行深入研究，为其在临床上的广泛应用提供更多依据。

4. 不良反应监测

在降糖消渴颗粒的临床应用过程中，对其可能的不良反应进行严密监测，确保药物的安全性。同时，对其不良反应的发生机制进行深入研究，以预防和减少不良反应的发生。

5. 中西医结合治疗研究

在糖尿病的治疗中，中西医结合治疗往往能取得更好的效果。未来可以尝试将降糖消渴颗粒与其他降糖西药或胰岛素联合使用，探究其与西药之间的相互作用及对治疗效果的影响。

6. 国际化研究与交流合作

加强降糖消渴颗粒在国际范围内的研究与交流合作，借鉴国际先进的糖尿病治疗理念和技术手段，推动降糖消渴颗粒的国际化进程，为全球糖尿病患者提供更多的治疗选择。

综上所述，降糖消渴颗粒作为一种传统中药制剂在糖尿病治疗中具有一定的优势和应用前景。未来仍需在多个层面对其进行深入研究，以期为患者提供更加安全、有效的治疗选择，并为中医药的发展做出更大的贡献。

参考文献

[1] 庄乾竹. 古代消渴病学术史研究 [D]. 北京：中国中医科学院, 2006.

[2] 田代华. 黄帝内经素问 [M].1 版. 北京：人民卫生出版社，1963.

[3] 山东中医药大学，河北中医学院. 灵枢经校释 [M]. 北京：人民卫生出版社，1982.

[4] 熊继柏. 析《内经》消瘅的病因与证治 [J]. 吉林中医药, 1997（1）: 3-4.

[5] 姚健. 冯兴中教授治疗消渴病经验撷英 [D]. 北京：北京中医药大学, 2014.

[6] 易京红. 浅谈《内经》对消渴病的论述 [J]. 北京中医药大学学报（中医临床版），2004（2）：57-59.

[7] 张仲景. 金匮要略 [M]. 北京：中国中医药出版社，1999.

[8] 喻昌. 医门法律 [M]. 北京：中国中医药出版社，2002.

[9] 巢元方. 诸病源候论 [M]. 长沙：湖南电子音像出版社，2006.

[10] 陈燕芬. 关于"二阳结谓之消"的理论研究 [D]. 北京：北京中医药大学, 2005.

[11] 徐重明，汪自源. 中医男科古病名源流初探 [J]. 国医论坛, 2013（4）: 53-54.

[12] 孙思邈. 备急千金要方 [M]. 北京：中国中医药出版社，1998.

[13] 孙思邈. 千金翼方 [M]. 北京：中国中医药出版社，1998.

[14] 王俊霞，年莉.《备急千金要方》对消渴病的认识 [J]. 中医学报, 2012（12）: 1602-1603.

[15] 王存芬，朱强，田雪峰，等.《千金方》用脏器疗法治疗消渴特色掬萃 [J]. 中国中医基础医学杂志, 2001（7）: 550-551.

[16] 方朝晖，陆瑞敏，周金桥，等．历代消渴名方治疗糖尿病概述 [J]．中医药临床杂志，2010（8）：684-687.

[17] 刘完素．素问病机气宜保命集 [M]．北京：人民卫生出版社，2005．

[18] 项磊，刘菊妍．金元四大家论治消渴思想探析 [J]．江苏中医药，2009（8）：7-8.

[19] 边文静．《素问病机气宜保命集》作者与学术思想研究 [D]．石家庄：河北医科大学，2011．

[20] 王改仙，高颜华，周铭．刘完素《三消论》浅识 [J]．中国中医药现代远程教育，2009（8）：6.

[21] 钟毅，周红．古代医籍对糖尿病的认识 [J]．江西中医学院学报，2005（1）：31-34.

[22] 朱震亨．丹溪心法 [M]．上海：上海科学技术出版社，1959．

[23] 郑红．"三消"之辨治用药规律探析 [J]．中国中医药信息杂志，2008（5）：94-95.

[24] 高泓．参芪复方调控糖尿病血管 PI3-K/Akt 通路的实验研究 [D]．成都：成都中医药大学，2009．

[25] 高泓，谢春光，刘桠，等．参芪复方对糖尿病大血管病变 GK 大鼠 PI3-K/Akt 信号通路的影响 [J]．中医杂志，2011（1）：49-53.

[26] 张琨，谢春光．参芪复方对 GK 大鼠 2 型糖尿病大血管病变氧化应激的影响 [J]．中华中医药杂志，2012（4）：1084-1088.

[27] 岳宗相，王艳红，刘致勤，等．参芪复方对糖尿病血管氧化应激相关蛋白表达的影响 [J]．世界中西医结合杂志，2013（11）：1156-1159.

[28] 郭保根．参芪复方对 KKAy 小鼠糖尿病大血管病变差异基因表达影响的实验研究 [D]．成都：成都中医药大学，2013．

[29] 朱海燕，高泓，郭保根，等．用基因芯片筛选参芪复方保护糖尿病骨骼肌的相关基因 [J]．广州中医药大学学报，2014（6）：944-948.

[30] 赵丹丹，李小可，于娜，等．降糖消渴颗粒对 2 型糖尿病大鼠糖脂代谢的影响 [J]．中国实验方剂学杂志，2013（24）：172-176.

[31] 张毅,于娜,穆倩倩,等.降糖消渴颗粒对自发性2型糖尿病KKAy小鼠肝脏脂质代谢的影响[C].2015年国际中西医结合内分泌代谢病学术研讨会暨第八次全国中西医结合内分泌代谢病学术年会讲义论文汇编.中国中西医结合学会内分泌专业委员会、吴阶平医学基金会:中国中西医结合学会,北京:2015:5.

[32] 安宏,赵丹丹,于娜,等.降糖消渴颗粒联合二甲双胍对2型糖尿病小鼠糖脂代谢的影响[J].世界中医药,2016(3):486-489.

[33] 赵丹丹,穆倩倩,方心,等.降糖消渴颗粒含药血清对C2C12细胞胰岛素抵抗的影响[J].中华中医药杂志,2014(5):1577-1579.

[34] 方心.基于凋亡与抗凋亡机制探讨降糖消渴颗粒清热燥湿组分对小鼠胰岛瘤细胞的影响[D].北京:北京中医药大学,2015.

[35] Fang X, Miao X L, Liu J L, et al. Berberine induces cell apoptosis through cytochrome C/apoptotic protease-activating factor 1/caspase-3 and apoptosis inducing factor pathway in mouse insulinoma cells[J]. Chin J Integr Med, 2015.

[36] 江南,王芬,贾淑明,刘铜华.糖耐康颗粒干预KKAy小鼠胰岛素抵抗作用机制研究[C].第十次全国中医糖尿病大会论文集.中华中医药学会糖尿病分会,厦门:2007:10.

[37] 贾淑明.糖耐康治疗肥胖型2型糖尿病的分子机制研究[D].北京:北京中医药大学,2008.

[38] 吴丽丽,刘铜华,孙文,等.中药复方糖耐康对KKAy小鼠肾小管上皮细胞转分化的影响[J].世界科学技术-中医药现代化,2014(5):1035-1041.

[39] 吴丽丽,孙文,郭翔宇,等.中药复方糖耐康对2型糖尿病KKAy小鼠糖脂代谢及肾脏形态学的影响[J].中华中医药杂志,2012,27(4):972-976.

[40] 闫小光.糖耐康干预糖耐量异常的临床研究和部分作用机制探讨[D].北京:北京中医药大学,2013.

[41] 王红盼,李平.柴黄益肾颗粒对糖尿病肝损伤L-FABP及PPAR-α表达

的影响[C]. 中国中西医结合学会肾脏疾病专业委员会 2011 年学术年会暨 2011 年国际中西医结合肾脏病学术会议论文汇编. 中国中西医结合学会肾脏疾病专业委员会：中国中西医结合学会，北京：2011：1.

[42] 韩文兵. 基于"肝肾同源"理论探讨柴黄益肾颗粒防治糖尿病肝肾并发症的机制研究[D]. 北京：北京中医药大学，2013.

[43] 韩文兵，张浩军，李忻，等. 柴黄益肾颗粒对实验性糖尿病大鼠肝脏的保护作用[C]. 中国中西医结合学会肾脏疾病专业委员会 2011 年学术年会暨 2011 年国际中西医结合肾脏病学术会议论文汇编. 中国中西医结合学会肾脏疾病专业委员会：中国中西医结合学会，北京：2011：02.

[44] 韩文兵，李平，赵婷婷，等. 柴黄益肾颗粒对糖尿病并发肝损伤大鼠 TGF-β1 及 GLUT-1 的调控作用研究[J]. 中日友好医院学报，2012（6）：348-352.

[45] 李春深，苗戎，谭俊珍，等. 应用中医药进行糖尿病性视网膜病变研究的现状[C]. 第十三届中国科协年会第 4 分会场——中医药发展国际论坛论文集. 中国科学技术协会、天津市人民政府：中国科学技术协会学会学术部，天津：2011：3.

[46] 李春深，苗戎，蔡青，等. ICAM-1 和 VCAM-1 在糖尿病视网膜病变中的作用[J]. 国际眼科杂志，2012（1）：1-3.

[47] 李春深，常柏，苗戎，等. 抵当汤早期干预对糖尿病大鼠视网膜 ICAM-1 和 VCAM-1 表达的影响[J]. 北京中医药，2013（2）：129-134.

[48] 刘德亮. 血瘀和脂毒与糖脂代谢紊乱的关系及活血降糖饮的治疗作用[D]. 广州：广州中医药大学，2015.

[49] 张志玲，李惠林，董彦敏，等. 活血降糖饮对 2 型糖尿病代谢及血液流变学的疗效观察[J]. 中国中医基础医学杂志，2004（7）：70-71.

[50] 张志玲，李惠林，张黎群，等. 活血降糖饮治疗代谢综合征 30 例疗效观察[J]. 中医药临床杂志，2004（4）：327-328.

[51] 刘德亮，李惠林，渠昕，等. 活血降糖饮对长期高脂饲料喂养大鼠肝脏和

脂肪组织 GLP-1R 及 GLUT-4 蛋白表达的影响 [J]. 中国中医基础医学杂志, 2014（12）: 1642-1646.

[52] 仝小林. 黄连为主药系列经方在糖尿病辨治中的运用 [J]. 中医杂志, 2013（3）: 209-211.

[53] 仝小林, 沈剑刚, 王跃生, 等. 慢病方药合理用量理论探讨 [J]. 世界中医药, 2014（1）: 1-2.

[54] 陈欣燕. 基于葛根芩连汤治疗糖尿病的随症施量用药策略研究 [D]. 北京: 中国中医科学院, 2014.

[55] 吴浩祥. 代谢综合征中医证候规律及加味桃核承气汤干预机制探讨 [D]. 广州: 广州中医药大学, 2006.

[56] 李赛美, 凌家杰, 王志高. 加味桃核承气汤及其拆方对糖尿病损伤 HUVEC 培养液中 tPA 和 PAI-1 含量的影响 [C]. 第三届世界中西医结合大会论文摘要集. 中国中西医结合学会, 广州: 2007: 1.

[57] 李赛美, 凌家杰, 王志高. 加味桃核承气汤及其拆方对高糖诱导 HUVEC 损伤培养液中 ET-1、NO 及 ICAM-1 含量的影响 [J]. 北京中医药大学学报, 2007（8）: 535-538.

[58] 刘峰. 降糖三黄片影响胰岛 β 细胞凋亡的研究 [D]. 广州: 广州中医药大学, 2012.

[59] 吴俊良. 降糖三黄片治疗 2 型糖尿病合并冠心病的临床研究 [D]. 广州: 广州中医药大学, 2012.

[60] 李赛美, 吴玲霓, 储全根, 等. 加味桃核承气汤及其不同提取物对糖尿病大鼠心肌细胞超微结构的影响 [J]. 北京中医药大学学报, 2005（3）: 48-51.

[61] 李赛美, 储全根, 莫伟, 等. 加味桃核承气汤及不同提取物对糖尿病大鼠心肌纤维化的影响 [J]. 南京中医药大学学报, 2005（4）: 236-239.

[62] 刘俊, 郭毅, 刘晴, 等. 超重、肥胖与 2 型糖尿病相关性的 Meta 分析 [J]. 中国循证医学杂志, 2013（2）: 190-195.

[63] 徐远, 段军, 王艳梅, 等. 超重肥胖 2 型糖尿病病证规律探讨 [J]. 中华中医药杂志, 2013（8）: 2423-2425.

[64] 胡龙江, 吕湛, 苟连平. 胰岛素抵抗、瘦素抵抗与 2 型糖尿病并发冠心病的关系研究 [J]. 中华临床医师杂志（电子版）, 2011（2）: 387-391.

[65] 田奕. 加味黄连温胆汤干预脂代谢紊乱预防糖尿病的研究 [D]. 成都: 成都中医药大学, 2014.

[66] 刘煜洲, 李日东, 李赛美, 等. 加味五苓散对糖尿病神经源性膀胱模型大鼠的预防性作用 [J]. 中国老年学杂志, 2015（5）: 1304-1306.

[67] 刘煜洲. 基于 ROCK 通路探讨加味五苓散对 DBD 模型大鼠的预防作用及其机制 [D]. 广州: 广州中医药大学, 2015.

[68] 杨爱成, 魏连波, 肖炜, 等. 肾康丸对早期糖尿病肾病患者胰岛素敏感性及炎症因子的影响 [J]. 新中医, 2009（4）: 37-39.

[69] 梁炜, 魏连波, 李文强, 等. 肾康丸对糖尿病大鼠肾脏 I 型胶原和转化生长因子 -β1 表达的影响 [J]. 中国医院药学杂志, 2009（9）: 712-715.

[70] 梁炜. 肾康丸对糖尿病肾病大鼠的肾保护作用及对 miR-192 信号通路的影响 [D]. 广州: 南方医科大学, 2009.

[71] 陈菲菲, 张宁, 李同侠, 等. 益气养阴活血方对肾小球系膜细胞增殖及 ERK 通路的影响 [J]. 中华临床医师杂志（电子版）, 2012（10）: 2679-2683.

[72] 陈菲菲, 张宁. 益气养阴活血方延缓糖尿病肾病进展的临床观察 [C]. 第十四次全国中医糖尿病大会论文集. 中华中医药学会糖尿病分会: 中华中医药学会, 郑州: 2012: 1.

[73] 江国荣, 王纯庠, 张露蓉. 益气养阴活血方治疗 2 型糖尿病性视网膜病变临床疗效观察 [J]. 辽宁中医杂志, 2010（5）: 774-776.

[74] 陈华. 益气养阴活血方治疗糖尿病周围神经病变 68 例 [J]. 新中医, 2006（11）: 62-63.

[75] 冯建华, 郭宝荣, 董建华. 益气养阴活血方治疗 2 型糖尿病周围神经病变

临床研究[J]. 山东中医药大学学报, 2003（5）: 342-345.

[76] 李申海. 益气养阴活血方联合西药治疗糖尿病周围神经病变40例临床分析[J]. 中国实用医药, 2015（35）: 190-191.

[77] Sosale B, Sosale A R, Mohan A R, et al. Cardiovascular risk factors, micro and macrovascular complications at diagnosis in patients with young onset type 2 diabetes in India: CINDI 2[J]. Indian J Endocrinol Metab, 2016, 20（1）: 114-118.

[78] Hazlehurst J M, Woods C, Marjot T, et al. Non-alcoholic fatty liver disease and diabetes[J]. Metabolism, 2016.

[79] Rombopoulos G, Panitti E, Varounis C, et al. A multicenter, epidemiological study of the treatment patterns, comorbidities and hypoglycemia events of patients with type 2 diabetes and moderate or severe chronic kidney disease – the 'LEARN' study[J]. Curr Med Res Opin, 2016: 1-9.

[80] Bartakova V, Klimesova L, Kianickova K, et al. Resting Heart Rate Does Not Predict Cardiovascular and Renal Outcomes in Type 2 Diabetic Patients[J]. J Diabetes Res, 2016: 672-692.

[81] Stefan N, Haring H U. The metabolically benign and malignant fatty liver[J]. Diabetes, 2011, 60（8）: 2011-2017.

[82] Cohen J C, Horton J D, Hobbs H H. Human fatty liver disease: old questions and new insights[J]. Science, 2011, 332（6037）: 1519-1523.

[83] Fabbrini E, Sullivan S, Klein S. Obesity and nonalcoholic fatty liver disease: biochemical, metabolic, and clinical implications[J]. Hepatology, 2010, 51（2）: 679-689.

[84] Povero D, Feldstein A E. Novel Molecular Mechanisms in the Development of Non-Alcoholic Steatohepatitis[J]. Diabetes Metab J, 2016, 40（1）: 1-11.

[85] Kessoku T, Imajo K, Honda Y, et al. Resveratrol ameliorates fibrosis and inflammation in a mouse model of nonalcoholic steatohepatitis[J]. Sci Rep,

2016, 6: 22251.

[86] Grove J I, Austin M, Tibble J, et al. Monozygotic twins with NASH cirrhosis: cumulative effect of multiple single nucleotide polymorphisms?[J]. Ann Hepatol, 2016, 15 (2): 277-282.

[87] Williamson R M, Price J F, Glancy S, et al. Prevalence of and risk factors for hepatic steatosis and nonalcoholic Fatty liver disease in people with type 2 diabetes: the Edinburgh Type 2 Diabetes Study[J]. Diabetes Care, 2011, 34(5): 1139-1144.

[88] Targher G, Bertolini L, Padovani R, et al. Prevalence of nonalcoholic fatty liver disease and its association with cardiovascular disease among type 2 diabetic patients[J]. Diabetes Care, 2007, 30 (5): 1212-1218.

[89] Portillo-Sanchez P, Bril F, Maximos M, et al. High Prevalence of Nonalcoholic Fatty Liver Disease in Patients With Type 2 Diabetes Mellitus and Normal Plasma Aminotransferase Levels[J]. J Clin Endocrinol Metab, 2015, 100 (6): 2231-2238.

[90] Armstrong M J, Hazlehurst J M, Parker R, et al. Severe asymptomatic non-alcoholic fatty liver disease in routine diabetes care; a multi-disciplinary team approach to diagnosis and management[J]. QJM, 2014, 107 (1): 33-41.

[91] Williamson R M, Price J F, Hayes P C, et al. Prevalence and markers of advanced liver disease in type 2 diabetes[J]. QJM, 2012, 105 (5): 425-432.

[92] Xu H, Zhou Y, Liu Y X, et al. Metformin improves hepatic IRS2/PI3K/Akt signaling in insulin resistant rats of NASH and cirrhosis[J]. J Endocrinol, 2016.

[93] Rotman Y. Comment on "Resveratrol improves insulin resistance, glucose and lipid metabolism in patients with non-alcoholic fatty liver disease: A randomized controlled trial" by Shihui Chen, et al[J]. Dig Liver Dis, 2015, 47 (12): 1090.

[94] Wicklow B, Wittmeier K, T' J G, et al. Proposed trial: safety and efficacy

of resveratrol for the treatment of non-alcoholic fatty liver disease (NAFLD) and associated insulin resistance in adolescents who are overweight or obese adolescents - rationale and protocol[J]. Biochem Cell Biol, 2015: 1-9.

[95] Nam H H, Jun D W, Jeon H J, et al. Osthol attenuates hepatic steatosis via decreased triglyceride synthesis not by insulin resistance[J]. World J Gastroenterol, 2014, 20 (33) : 11753-11761.

[96] Day C P, James O F. Steatohepatitis: a tale of two "hits" ?[J]. Gastroenterology, 1998, 114 (4) : 842-845.

[97] Dowman J K, Tomlinson J W, Newsome P N. Pathogenesis of non-alcoholic fatty liver disease[J]. QJM, 2010, 103 (2) : 71-83.

[98] Cusi K. Role of obesity and lipotoxicity in the development of nonalcoholic steatohepatitis: pathophysiology and clinical implications[J]. Gastroenterology, 2012, 142 (4) : 711-725.

[99] Zarrinpar A, Loomba R. Review article: the emerging interplay among the gastrointestinal tract, bile acids and incretins in the pathogenesis of diabetes and non-alcoholic fatty liver disease[J]. Aliment Pharmacol Ther, 2012, 36 (10) : 909-921.

[100] Abdul-Hai A, Abdallah A, Malnick S D. Influence of gut bacteria on development and progression of non-alcoholic fatty liver disease[J]. World J Hepatol, 2015, 7 (12) : 1679-1684.

[101] Donnelly K L, Smith C I, Schwarzenberg S J, et al. Sources of fatty acids stored in liver and secreted via lipoproteins in patients with nonalcoholic fatty liver disease[J]. J Clin Invest, 2005, 115 (5) : 1343-1351.

[102] Schwarz J M, Linfoot P, Dare D, et al. Hepatic de novo lipogenesis in normoinsulinemic and hyperinsulinemic subjects consuming high-fat, low-carbohydrate and low-fat, high-carbohydrate isoenergetic diets[J]. Am J Clin Nutr, 2003, 77 (1) : 43-50.

[103] Sunny N E, Parks E J, Browning J D, et al. Excessive hepatic mitochondrial TCA cycle and gluconeogenesis in humans with nonalcoholic fatty liver disease[J]. Cell Metab, 2011, 14(6): 804-810.

[104] Wei Y, Rector R S, Thyfault J P, et al. Nonalcoholic fatty liver disease and mitochondrial dysfunction[J]. World J Gastroenterol, 2008, 14(2): 193-199.

[105] Wong V W, Wong G L, Choi P C, et al. Disease progression of non-alcoholic fatty liver disease: a prospective study with paired liver biopsies at 3 years[J]. Gut, 2010, 59(7): 969-974.

[106] Sharma M, Mitnala S, Vishnubhotla R K, et al. The Riddle of Nonalcoholic Fatty Liver Disease: Progression From Nonalcoholic Fatty Liver to Nonalcoholic Steatohepatitis[J]. J Clin Exp Hepatol, 2015, 5(2): 147-158.

[107] Garcia-Monzon C, Martin-Perez E, Iacono O L, et al. Characterization of pathogenic and prognostic factors of nonalcoholic steatohepatitis associated with obesity[J]. J Hepatol, 2000, 33(5): 716-724.

[108] Sunny N E, Parks E J, Browning J D, et al. Excessive hepatic mitochondrial TCA cycle and gluconeogenesis in humans with nonalcoholic fatty liver disease[J]. Cell Metab, 2011, 14(6): 804-810.

[109] du Plessis J, van Pelt J, Korf H, et al. Association of Adipose Tissue Inflammation With Histologic Severity of Nonalcoholic Fatty Liver Disease[J]. Gastroenterology, 2015, 149(3): 635-648.

[110] Kantartzis K, Machicao F, Machann J, et al. The DGAT2 gene is a candidate for the dissociation between fatty liver and insulin resistance in humans[J]. Clin Sci (Lond), 2009, 116(6): 531-537.

[111] Tang A, Rabasa-Lhoret R, Castel H, et al. Effects of Insulin Glargine and Liraglutide Therapy on Liver Fat as Measured by Magnetic Resonance in

Patients With Type 2 Diabetes: A Randomized Trial[J]. Diabetes Care, 2015, 38 (7): 1339-1346.

[112] Topping D L, Mayes P A. The immediate effects of insulin and fructose on the metabolism of the perfused liver. Changes in lipoprotein secretion, fatty acid oxidation and esterification, lipogenesis and carbohydrate metabolism[J]. Biochem J, 1972, 126 (2): 295-311.

[113] Zammit V A. Use of in vivo and in vitro techniques for the study of the effects of insulin on hepatic triacylglycerol secretion in different insulinaemic states[J]. Biochem Soc Trans, 2000, 28 (2): 103-109.

[114] Juurinen L, Tiikkainen M, Hakkinen A M, et al. Effects of insulin therapy on liver fat content and hepatic insulin sensitivity in patients with type 2 diabetes[J]. Am J Physiol Endocrinol Metab, 2007, 292 (3): e829-e835.

[115] Samuel V T, Liu Z X, Qu X, et al. Mechanism of hepatic insulin resistance in non-alcoholic fatty liver disease[J]. J Biol Chem, 2004, 279 (31): 32345-32353.

[116] Samuel V T, Liu Z X, Wang A, et al. Inhibition of protein kinase Cepsilon prevents hepatic insulin resistance in nonalcoholic fatty liver disease[J]. J Clin Invest, 2007, 117 (3): 739-745.

[117] Frangioudakis G, Burchfield J G, Narasimhan S, et al. Diverse roles for protein kinase C delta and protein kinase C epsilon in the generation of high-fat-diet-induced glucose intolerance in mice: regulation of lipogenesis by protein kinase C delta[J]. Diabetologia, 2009, 52 (12): 2616-2620.

[118] Xu C, Bailly-Maitre B, Reed J C. Endoplasmic reticulum stress: cell life and death decisions[J]. J Clin Invest, 2005, 115 (10): 2656-2664.

[119] Lisbona F, Hetz C. Turning off the unfolded protein response: an interplay between the apoptosis machinery and ER stress signaling[J]. Cell Cycle, 2009, 8 (11): 1643-1644.

[120] Kammoun H L, Chabanon H, Hainault I, et al. GRP78 expression inhibits insulin and ER stress-induced SREBP-1c activation and reduces hepatic steatosis in mice[J]. J Clin Invest, 2009, 119（5）: 1201-1215.

[121] Fu S, Watkins S M, Hotamisligil G S. The role of endoplasmic reticulum in hepatic lipid homeostasis and stress signaling[J]. Cell Metab, 2012, 15（5）: 623-634.

[122] Colgan S M, Hashimi A A, Austin R C. Endoplasmic reticulum stress and lipid dysregulation[J]. Expert Rev Mol Med, 2011, 13: e4.

[123] Zha B S, Wan X, Zhang X, et al. HIV protease inhibitors disrupt lipid metabolism by activating endoplasmic reticulum stress and inhibiting autophagy activity in adipocytes[J]. PLoS One, 2013, 8（3）: e59514.

[124] Lauressergues E, Bert E, Duriez P, et al. Does endoplasmic reticulum stress participate in APD-induced hepatic metabolic dysregulation?[J]. Neuropharmacology, 2012, 62（2）: 784-796.

[125] Wang C, Huang Z, Du Y, et al. ATF4 regulates lipid metabolism and thermogenesis[J]. Cell Res, 2010, 20（2）: 174-184.

[126] Xiao G, Zhang T, Yu S, et al. ATF4 protein deficiency protects against high fructose-induced hypertriglyceridemia in mice[J]. J Biol Chem, 2013, 288（35）: 25350-25361.

[127] Li H, Meng Q, Xiao F, et al. ATF4 deficiency protects mice from high-carbohydrate-diet-induced liver steatosis[J]. Biochem J, 2011, 438（2）: 283-289.

[128] Zhang K, Wang S, Malhotra J, et al. The unfolded protein response transducer IRE1alpha prevents ER stress-induced hepatic steatosis[J]. EMBO J, 2011, 30（7）: 1357-1375.

[129] Wang S, Chen Z, Lam V, et al. IRE1alpha-XBP1s induces PDI expression to increase MTP activity for hepatic VLDL assembly and lipid homeostasis[J].

Cell Metab, 2012, 16（4）: 473-486.

[130] Jiang S, Yan C, Fang Q C, et al. Fibroblast growth factor 21 is regulated by the IRE1alpha-XBP1 branch of the unfolded protein response and counteracts endoplasmic reticulum stress-induced hepatic steatosis[J]. J Biol Chem, 2014, 289（43）: 29751-29765.

[131] Wan X S, Lu X H, Xiao Y C, et al. ATF4- and CHOP-dependent induction of FGF21 through endoplasmic reticulum stress[J]. Biomed Res Int, 2014: 807874.

[132] Yamamoto K, Takahara K, Oyadomari S, et al. Induction of liver steatosis and lipid droplet formation in ATF6alpha-knockout mice burdened with pharmacological endoplasmic reticulum stress[J]. Mol Biol Cell, 2010, 21（17）: 2975-2986.

[133] Usui M, Yamaguchi S, Tanji Y, et al. Atf6alpha-null mice are glucose intolerant due to pancreatic beta-cell failure on a high-fat diet but partially resistant to diet-induced insulin resistance[J]. Metabolism, 2012, 61（8）: 1118-1128.

[134] Tabas I, Ron D. Integrating the mechanisms of apoptosis induced by endoplasmic reticulum stress[J]. Nat Cell Biol, 2011, 13（3）: 184-190.

[135] Cao J, Dai D L, Yao L, et al. Saturated fatty acid induction of endoplasmic reticulum stress and apoptosis in human liver cells via the PERK/ATF4/CHOP signaling pathway[J]. Mol Cell Biochem, 2012, 364（1-2）: 115-129.

[136] Toriguchi K, Hatano E, Tanabe K, et al. Attenuation of steatohepatitis, fibrosis, and carcinogenesis in mice fed a methionine-choline deficient diet by CCAAT/enhancer-binding protein homologous protein deficiency[J]. J Gastroenterol Hepatol, 2014, 29（5）: 1109-1118.

[137] Dezwaan-Mccabe D, Riordan J D, Arensdorf A M, et al. The stress-regulated transcription factor CHOP promotes hepatic inflammatory gene expression,

fibrosis, and oncogenesis[J]. PLoS Genet, 2013, 9 (12): e1003937.

[138] Gu X, Li K, Laybutt D R, et al. Bip overexpression, but not CHOP inhibition, attenuates fatty-acid-induced endoplasmic reticulum stress and apoptosis in HepG2 liver cells[J]. Life Sci, 2010, 87 (23-26): 724-732.

[139] Suyama K, Watanabe M, Sakabe K, et al. GRP78 suppresses lipid peroxidation and promotes cellular antioxidant levels in glial cells following hydrogen peroxide exposure[J]. PLoS One, 2014, 9 (1): e86951.

[140] Balkau B, Lange C, Vol S, et al. Nine-year incident diabetes is predicted by fatty liver indices: the French D.E.S.I.R. study[J]. BMC Gastroenterol, 2010, 10: 56.

[141] Yamada T, Fukatsu M, Suzuki S, et al. Fatty liver predicts impaired fasting glucose and type 2 diabetes mellitus in Japanese undergoing a health checkup[J]. J Gastroenterol Hepatol, 2010, 25 (2): 352-356.

[142] Sung K C, Kim S H. Interrelationship between fatty liver and insulin resistance in the development of type 2 diabetes[J]. J Clin Endocrinol Metab, 2011, 96 (4): 1093-1097.

[143] Choi J H, Rhee E J, Bae J C, et al. Increased risk of type 2 diabetes in subjects with both elevated liver enzymes and ultrasonographically diagnosed nonalcoholic fatty liver disease: a 4-year longitudinal study[J]. Arch Med Res, 2013, 44 (2): 115-120.

[144] Yamazaki H, Tsuboya T, Tsuji K, et al. Independent Association Between Improvement of Nonalcoholic Fatty Liver Disease and Reduced Incidence of Type 2 Diabetes[J]. Diabetes Care, 2015, 38 (9): 1673-1679.

[145] Matsumoto N, Arase Y, Kawamura Y, et al. Significance of oral glucose tolerance tests in non-alcoholic fatty liver disease patients with a fasting plasma glucose level of ＜ 126 mg/dL and HbA1c level of ＜ /= 6.4% in Japan[J]. Intern Med, 2015, 54 (8): 875-880.

[146] Jun D W, Kim H J, Bae J H, et al. The clinical significance of HbA1c as a predictive factor for abnormal postprandial glucose metabolism in NAFLD patients with an elevated liver chemistry[J]. Hepatogastroenterology, 2011, 58 (109): 1274-1279.

[147] Bae J C, Cho Y K, Lee W Y, et al. Impact of nonalcoholic fatty liver disease on insulin resistance in relation to HbA1c levels in nondiabetic subjects[J]. Am J Gastroenterol, 2010, 105 (11): 2389-2395.

[148] Mcpherson S, Hardy T, Henderson E, et al. Evidence of NAFLD progression from steatosis to fibrosing-steatohepatitis using paired biopsies: implications for prognosis and clinical management[J]. J Hepatol, 2015, 62 (5): 1148-1155.

[149] Mcpherson S, Hardy T, Henderson E, et al. Evidence of NAFLD progression from steatosis to fibrosing-steatohepatitis using paired biopsies: implications for prognosis and clinical management[J]. J Hepatol, 2015, 62 (5): 1148-1155.

[150] Wang C, Wang X, Gong G, et al. Increased risk of hepatocellular carcinoma in patients with diabetes mellitus: a systematic review and meta-analysis of cohort studies[J]. Int J Cancer, 2012, 130 (7): 1639-1648.

[151] Van Rooyen D M, Gan L T, Yeh M M, et al. Pharmacological cholesterol lowering reverses fibrotic NASH in obese, diabetic mice with metabolic syndrome[J]. J Hepatol, 2013, 59 (1): 144-152.

[152] Ballestri S, Nascimbeni F, Romagnoli D, et al. The independent predictors of NASH and its individual histological features. Insulin resistance, serum uric acid, metabolic syndrome, ALT and serum total cholesterol are a clue to pathogenesis and candidate targets for treatment[J]. Hepatol Res, 2016.

[153] Raza H, Prabu S K, John A, et al. Impaired mitochondrial respiratory functions and oxidative stress in streptozotocin-induced diabetic rats[J]. Int J

Mol Sci, 2011, 12（5）: 3133-3147.

[154] Grigorov I, Bogojevic D, Jovanovic S, et al. Hepatoprotective effects of melatonin against pronecrotic cellular events in streptozotocin-induced diabetic rats[J]. J Physiol Biochem, 2014, 70（2）: 441-450.

[155] Unal D, Aksak S, Halici Z, et al. Effects of diabetes mellitus on the rat liver during the postmenopausal period[J]. J Mol Histol, 2011, 42（3）: 273-287.

[156] Cavadas L F, Nunes A, Pinheiro M, et al. Management of menopause in primary health care[J]. Acta Med Port, 2010, 23（2）: 227-236.

[157] Haidara M A, Yassin H Z, Zakula Z, et al. Diabetes and antioxidants: myth or reality?[J]. Curr Vasc Pharmacol, 2010, 8（5）: 661-672.

[158] Waisundara V Y, Hsu A, Tan B K, et al. Baicalin reduces mitochondrial damage in streptozotocin-induced diabetic Wistar rats[J]. Diabetes Metab Res Rev, 2009, 25（7）: 671-677.

[159] Hou Y J, Zhu C C, Duan X, et al. Both diet and gene mutation induced obesity affect oocyte quality in mice[J]. Sci Rep, 2016, 6: 18858.

[160] Dowman J K, Tomlinson J W, Newsome P N. Pathogenesis of non-alcoholic fatty liver disease[J]. QJM, 2010, 103（2）: 71-83.

[161] Cunard R, Sharma K. The endoplasmic reticulum stress response and diabetic kidney disease[J]. Am J Physiol Renal Physiol, 2011, 300（5）: F1054-F1061.

[162] Zhang Q, Li Y, Liang T, et al. ER stress and autophagy dysfunction contribute to fatty liver in diabetic mice[J]. Int J Biol Sci, 2015, 11（5）: 559-568.

[163] Tilg H. The role of cytokines in non-alcoholic fatty liver disease[J]. Dig Dis, 2010, 28（1）: 179-185.

[164] Solomon S S, Odunusi O, Carrigan D, et al. TNF-alpha inhibits insulin action

in liver and adipose tissue: A model of metabolic syndrome[J]. Horm Metab Res, 2010, 42（2）: 115-121.

[165] Choudhary N S, Saraf N, Saigal S, et al. Rapid Reversal of Liver Steatosis With Life Style Modification in Highly Motivated Liver Donors[J]. J Clin Exp Hepatol, 2015, 5（2）: 123-126.

[166] Hallsworth K, Thoma C, Hollingsworth K G, et al. Modified high-intensity interval training reduces liver fat and improves cardiac function in non-alcoholic fatty liver disease: a randomized controlled trial[J]. Clin Sci（Lond）, 2015, 129（12）: 1097-1105.

[167] Vilar-Gomez E, Martinez-Perez Y, Calzadilla-Bertot L, et al. Weight Loss Through Lifestyle Modification Significantly Reduces Features of Nonalcoholic Steatohepatitis[J]. Gastroenterology, 2015, 149（2）: 367-378, e14-e15.

[168] Ford R J, Fullerton M D, Pinkosky S L, et al. Metformin and salicylate synergistically activate liver AMPK, inhibit lipogenesis and improve insulin sensitivity[J]. Biochem J, 2015, 468（1）: 125-132.

[169] Musso G, Cassader M, Rosina F, et al. Impact of current treatments on liver disease, glucose metabolism and cardiovascular risk in non-alcoholic fatty liver disease（NAFLD）: a systematic review and meta-analysis of randomised trials[J]. Diabetologia, 2012, 55（4）: 885-904.

[170] Zhang X, Harmsen W S, Mettler T A, et al. Continuation of metformin use after a diagnosis of cirrhosis significantly improves survival of patients with diabetes[J]. Hepatology, 2014, 60（6）: 2008-2016.

[171] Chen H P, Shieh J J, Chang C C, et al. Metformin decreases hepatocellular carcinoma risk in a dose-dependent manner: population-based and in vitro studies[J]. Gut, 2013, 62（4）: 606-615.

[172] Bhat M, Chaiteerakij R, Harmsen W S, et al. Metformin does not improve survival in patients with hepatocellular carcinoma[J]. World J Gastroenterol,

2014, 20（42）: 15750-15755.

[173] Chen T M, Lin C C, Huang P T, et al. Metformin associated with lower mortality in diabetic patients with early stage hepatocellular carcinoma after radiofrequency ablation[J]. J Gastroenterol Hepatol, 2011, 26（5）: 858-865.

[174] Pettinelli P, Videla L A. Up-regulation of PPAR-gamma mRNA expression in the liver of obese patients: an additional reinforcing lipogenic mechanism to SREBP-1c induction[J]. J Clin Endocrinol Metab, 2011, 96（5）: 1424-1430.

[175] Souza-Mello V. Peroxisome proliferator-activated receptors as targets to treat non-alcoholic fatty liver disease[J]. World J Hepatol, 2015, 7（8）: 1012-1019.

[176] Yan F, Wang Q, Xu C, et al. Peroxisome proliferator-activated receptor alpha activation induces hepatic steatosis, suggesting an adverse effect[J]. PLoS One, 2014, 9（6）: e99245.

[177] Lewis J D, Habel L A, Quesenberry C P, et al. Pioglitazone Use and Risk of Bladder Cancer and Other Common Cancers in Persons With Diabetes[J]. JAMA, 2015, 314（3）: 265-277.

[178] Aubert R E, Herrera V, Chen W, et al. Rosiglitazone and pioglitazone increase fracture risk in women and men with type 2 diabetes[J]. Diabetes Obes Metab, 2010, 12（8）: 716-721.

[179] Polyzos S A, Kountouras J, Zavos C, et al. The role of adiponectin in the pathogenesis and treatment of non-alcoholic fatty liver disease[J]. Diabetes Obes Metab, 2010, 12（5）: 365-383.

[180] Arase Y, Kawamura Y, Seko Y, et al. Efficacy and safety in sitagliptin therapy for diabetes complicated by non-alcoholic fatty liver disease[J]. Hepatol Res, 2013, 43（11）: 1163-1168.

[181] Iwasaki T, Yoneda M, Inamori M, et al. Sitagliptin as a novel treatment agent for non-alcoholic Fatty liver disease patients with type 2 diabetes mellitus[J]. Hepatogastroenterology, 2011, 58 (112): 2103-2105.

[182] Macauley M, Hollingsworth K G, Smith F E, et al. Effect of vildagliptin on hepatic steatosis[J]. J Clin Endocrinol Metab, 2015, 100 (4): 1578-1585.

[183] Armstrong M J, Houlihan D D, Rowe I A, et al. Safety and efficacy of liraglutide in patients with type 2 diabetes and elevated liver enzymes: individual patient data meta-analysis of the LEAD program[J]. Aliment Pharmacol Ther, 2013, 37 (2): 234-242.

[184] Armstrong M J, Hull D, Guo K, et al. Glucagon-like peptide 1 decreases lipotoxicity in non-alcoholic steatohepatitis[J]. J Hepatol, 2016, 64 (2): 399-408.

[185] Whalen K, Miller S, Onge E S. The Role of Sodium-Glucose Co-Transporter 2 Inhibitors in the Treatment of Type 2 Diabetes[J]. Clin Ther, 2015, 37 (6): 1150-1166.

[186] Hayashizaki-Someya Y, Kurosaki E, Takasu T, et al. Ipragliflozin, an SGLT2 inhibitor, exhibits a prophylactic effect on hepatic steatosis and fibrosis induced by choline-deficient l-amino acid-defined diet in rats[J]. Eur J Pharmacol, 2015, 754: 19-24.

[187] Tahara A, Kurosaki E, Yokono M, et al. Effects of SGLT2 selective inhibitor ipragliflozin on hyperglycemia, hyperlipidemia, hepatic steatosis, oxidative stress, inflammation, and obesity in type 2 diabetic mice[J]. Eur J Pharmacol, 2013, 715 (1-3): 246-255.

[188] Obata A, Kubota N, Kubota T, et al. Tofogliflozin Improves Insulin Resistance in Skeletal Muscle and Accelerates Lipolysis in Adipose Tissue in Male Mice[J]. Endocrinology, 2016, 157 (3): 1029-1042.

[189] Vasilakou D, Karagiannis T, Athanasiadou E, et al. Sodium-glucose cotransporter

2 inhibitors for type 2 diabetes: a systematic review and meta-analysis[J]. Ann Intern Med, 2013, 159（4）: 262-274.

[190] Bower G, Toma T, Harling L, et al. Bariatric Surgery and Non-Alcoholic Fatty Liver Disease: a Systematic Review of Liver Biochemistry and Histology[J]. Obes Surg, 2015, 25（12）: 2280-2289.

[191] Xourafas D, Ardestani A, Ashley S W, et al. Impact of weight-loss surgery and diabetes status on serum ALT levels[J]. Obes Surg, 2012, 22（10）: 1540-1547.

[192] 刘倩, 李霞辉, 张学梅. 2型糖尿病小鼠模型的研究进展[J]. 中国临床药理学与治疗学, 2013（10）: 1196-1200.

[193] 李韬, 陶吉英, 黄广燕, 等. 用链佐霉素（STZ）建立2型糖尿病小鼠模型及中药治疗效果的研究[J]. 实用糖尿病杂志, 2012（1）: 18-20.

[194] 陈璐. 高脂饮食诱导的2型糖尿病模型"标""本"治疗的探讨[D]. 南京: 南京中医药大学, 2014.

[195] 高思华. 立足肝脾肾辨治糖尿病[C]. 第六届全国中西医结合内分泌代谢病学术大会暨中德代谢综合征高层论坛论文集. 中国中西医结合学会, 北京: 20132.

[196] 李鸿涛, 马晓北, 龚燕冰, 等. 2型糖尿病中医辨证论治思路与方法[J]. 中医杂志, 2013（9）: 740-743.

[197] 高思华. 以中西医结合理论为指导, 立足肝脾肾辨治糖尿病[J]. 中国中西医结合杂志, 1994（10）: 622-623.

[198] 高思华, 龚燕冰, 倪青, 等. 肝脾肾同治法辨证治疗2型糖尿病的临床研究[J]. 中华中医药杂志, 2009（8）: 1007-1010.

[199] 赵丹丹, 李小可, 于娜, 等. 降糖消渴颗粒对2型糖尿病大鼠糖脂代谢的影响[J]. 中国实验方剂学杂志, 2013（24）: 172-176.

[200] 赵丹丹. 降糖消渴颗粒对DM大鼠的作用及AMPK信号通路的影响研究[D]. 北京: 北京中医药大学, 2014.

[201] 任杰. 风险评分筛查 2 型糖尿病的效果评价及糖化血红蛋白诊断糖尿病的切点研究 [D]. 济南：山东大学，2011.

[202] 李光伟，杨文英，姜亚云，等. 以（FINS×FPG）/（PG2h+PG1h−2FPG）评估胰岛 β 细胞分泌功能的可行性探讨 [J]. 中华内科杂志，2000（4）：17–21.

[203] 冀倩倩，李永霞，金文敏，等. 糖原合成酶激酶 −3α/β 在糖尿病肾病小鼠肾组织中的分布和表达 [J]. 华中科技大学学报（医学版），2014（2）：130–136.

[204] 刘金泉. 肥胖和 T2DM 的 FFA 代谢紊乱及其 ATH 机制的研究 [D]. 天津：天津医科大学，2013.

[205] 熊康萍，刘宏，沈晶晶. 酪氨酸激酶类抗肿瘤作用靶点的研究进展 [J]. 中国新药杂志，2015（4）：403–408.

[206] 戴福宏，曾维琼，江萃英. 肝组织胰岛素受体底物 1 表达及其酪氨酸磷酸化与慢性乙型肝炎病毒感染者胰岛素抵抗的关系 [J]. 中国现代医学杂志，2012（29）：66–70.

[207] Wan M，Leavens K F，Hunter R W，et al. A noncanonical, GSK3-independent pathway controls postprandial hepatic glycogen deposition[J]. Cell Metab，2013，18（1）：99–105.

[208] Zhang Y，Zheng Y，Faheem A，et al. A novel AKT inhibitor, AZD5363, inhibits phosphorylation of AKT downstream molecules, and activates phosphorylation of mTOR and SMG-1 dependent on the liver cancer cell type[J]. Oncol Lett，2016，11（3）：1685–1692.

[209] Reynolds T T，Merrell E，Cinquino N，et al. Disassociation of insulin action and Akt/FOXO signaling in skeletal muscle of older Akt-deficient mice[J]. Am J Physiol Regul Integr Comp Physiol，2012，303（11）：R1186–R1194.

[210] Ideta T，Shirakami Y，Miyazaki T，et al. The Dipeptidyl Peptidase-4 Inhibitor Teneligliptin Attenuates Hepatic Lipogenesis via AMPK Activation

in Non-Alcoholic Fatty Liver Disease Model Mice[J]. Int J Mol Sci, 2015, 16 (12): 29207-29218.

[211] Duca F A, Cote C D, Rasmussen B A, et al. Corrigendum: Metformin activates a duodenal Ampk-dependent pathway to lower hepatic glucose production in rats[J]. Nat Med, 2016, 22 (2): 217.

[212] 廖鑫, 田浩明, 张安星, 等. 腺苷酸活化蛋白激酶对糖尿病大鼠非酒精性脂肪性肝病的影响 [J]. 中国糖尿病杂志, 2013 (12): 1126-1128.

[213] 曾民德. PIVENS 及其相关的后续研究与非酒精性脂肪性肝病治疗的未来方向 [J]. 肝脏, 2014 (1): 53-56.

[214] Piccinin E, Moschetta A. Hepatic-specific PPARalpha-FGF21 action in NAFLD[J]. Gut, 2016.

[215] Li Y, Xu S, Mihaylova M M, et al. AMPK phosphorylates and inhibits SREBP activity to attenuate hepatic steatosis and atherosclerosis in diet-induced insulin-resistant mice[J]. Cell Metab, 2011, 13 (4): 376-388.

[216] 李友炳, 刘豫瑞, 董菁. 持续 ALT 正常乙型肝炎肝硬化的肝功能及组织病理临床分析 [J]. 国际消化病杂志, 2012 (4): 240-243.

[217] Dursun E, Akaln F A, Genc T, et al. Oxidative Stress and Periodontal Disease in Obesity[J]. Medicine (Baltimore), 2016, 95 (12): e3136.

[218] Zhao X, Xiang H, Bai X, et al. Porcine parvovirus infection activates mitochondria-mediated apoptotic signaling pathway by inducing ROS accumulation[J]. Virol J, 2016, 13 (1): 26.

[219] Waypa G B, Smith K A, Schumacker P T. O2 sensing, mitochondria and ROS signaling: The fog is lifting[J]. Mol Aspects Med, 2016, 47-48: 76-89.

[220] Yaduvanshi S K, Srivastava N, Prasad G B, et al. Genotoxic Potential of Reactive Oxygen Species (Ros), Lipid Peroxidation and DNA Repair Enzymes (Fpg and Endo Ⅲ) in Alloxan Injected Diabetic Rats[J]. Endocr Metab Immune Disord Drug Targets, 2012.

[221] Guo Y, Zhang Y, Hong K, et al. AMPK inhibition blocks ROS-NFkappaB signaling and attenuates endotoxemia-induced liver injury[J]. PLoS One, 2014, 9（1）: e86881.

[222] Singhal S S, Singh S P, Singhal P, et al. Antioxidant role of glutathione S-transferases: 4-Hydroxynonenal, a key molecule in stress-mediated signaling[J]. Toxicol Appl Pharmacol, 2015, 289（3）: 361-370.

[223] Mazzetti A P, Fiorile M C, Primavera A, et al. Glutathione transferases and neurodegenerative diseases[J]. Neurochem Int, 2015, 82: 10-18.

[224] Wang Y, Mao L, Zhang L, et al. Adoptive regulatory T-cell therapy attenuates subarachnoid hemorrhage-induced cerebral inflammation by suppressing TLR4/NF-kappaB signaling pathway[J]. Curr Neurovasc Res, 2016.

[225] Liang T, Chen X, Su M, et al. Vitamin C exerts beneficial hepatoprotection against Concanavalin A-induced immunological hepatic injury in mice through inhibition of NF-kappaB signal pathway[J]. Food Funct, 2014, 5（9）: 2175-2182.

[226] 赵国军. NF-κB-SREBPs途径介导巨噬细胞胆固醇流出和炎症因子的产生[D]. 衡阳: 南华大学, 2013.

[227] Turillazzi E, Neri M, Cerretani D, et al. Lipid peroxidation and apoptotic response in rat brain areas induced by long-term administration of nandrolone: the mutual crosstalk between ROS and NF-kB[J]. J Cell Mol Med, 2016, 20（4）: 601-612.

[228] Mahmoud M F, El S S, Barakat W. Inhibition of TNF-alpha protects against hepatic ischemia-reperfusion injury in rats via NF-kappaB dependent pathway[J]. Naunyn Schmiedebergs Arch Pharmacol, 2012, 385（5）: 465-471.

[229] Jiang S, Zhang E, Zhang R, et al. Altered activity patterns of transcription

factors induced by endoplasmic reticulum stress[J]. BMC Biochem, 2016, 17 (1): 8.

[230] Ashraf N U, Sheikh T A. Endoplasmic reticulum stress and Oxidative stress in the pathogenesis of Non-alcoholic fatty liver disease[J]. Free Radic Res, 2015, 49 (12): 1405-1418.

[231] Li S, Jiang W, Hu S, et al. Fucosylated chondroitin sulphate from Cusumaria frondosa mitigates hepatic endoplasmic reticulum stress and inflammation in insulin resistant mice[J]. Food Funct, 2015, 6 (5): 1547-1556.

[232] 程梦婕. 肝脏内质网应激与饮食诱导肥胖大鼠胰岛素抵抗和肝脏脂肪变性的关系研究 [D]. 武汉: 华中科技大学, 2012.

[233] Kratochvilova K, Moran L, Padourova S, et al. The role of the endoplasmic reticulum stress in stemness, pluripotency and development[J]. Eur J Cell Biol, 2016.

[234] Willy J A, Young S K, Stevens J L, et al. CHOP links endoplasmic reticulum stress to NF-kappa B activation in the pathogenesis of nonalcoholic steatohepatitis[J]. Mol Biol Cell, 2015, 26 (12): 2190-2204.

[235] Maier P J, Zemoura K, Acuna M A, et al. Ischemia-like oxygen and glucose deprivation mediates down-regulation of cell surface gamma-aminobutyric acid B receptors via the endoplasmic reticulum (ER) stress-induced transcription factor CCAAT/enhancer-binding protein (C/EBP)-homologous protein (CHOP)[J]. J Biol Chem, 2014, 289 (18): 12896-12907.

[236] 曹洁. 饱和脂肪酸诱导内质网应激对肝细胞脂毒性凋亡的作用和机制探讨 [D]. 重庆: 重庆医科大学, 2013.

[237] 赵敏. 高脂饮食对大鼠肝脏内质网应激和炎症的影响及低脂膳食干预效果研究 [D]. 武汉: 华中科技大学, 2013.

[238] Stefan N, Cusi K. A global view of the interplay between non-alcoholic fatty liver disease and diabetes [J]. Lancet Diabetes Endocrinol, 2022 (4): 284-

296.

[239] Wang Y, Xiong J, Yuan Y, et al. Suppression of RIP1 activity via S415 dephosphorylation ameliorates obesity-related hepatic insulin resistance [J]. Obesity（Silver Spring）, 2022, 30（3）: 680-693.

[240] International Diabetes Federation. IDF Diabetes Atlas, 10th edn. https://diabetesatlas.org. Brussels, Belgium, 2022.

[241] 中国2型糖尿病防治指南（2020年版）（上）[J]. 中国实用内科杂志, 2021, 41（8）: 668-695.

[242] Meera S, Barry P. Obesity: Health and Economic Consequences of an Impending Global Challenge [M]. Washington: The Word Bank, 2020: 3-5.

[243] 中国营养学会. 中国肥胖预防和控制蓝皮书 [M]. 北京: 北京大学医学出版社, 2019: 43.

[244] Chalasani N, Younossi Z, Lavine J E, et al. The diagnosis and management of nonalcoholic fatty liver disease: Practice guidance from the American Association for the Study of Liver Diseases [J]. Hepatology, 2018, 67（1）: 328-357.

[245] Zhou F, Zhou J, Wang W, et al. Unexpected Rapid Increase in the Burden of NAFLD in China From 2008 to 2018: A Systematic Review and Meta-Analysis [J]. Hepatology, 2019, 70（4）: 1119-1133.

[246] 张毅, 赵丹丹, 莫芳芳, 等. 降糖消渴颗粒对糖尿病小鼠肝脏 AMPKα/NF-κB 信号通路的影响 [J]. 山东中医药大学学报, 2022, 46（5）: 626-632.

[247] 张毅, 赵丹丹, 莫芳芳, 等. 降糖消渴颗粒对糖尿病小鼠肝脏内质网应激及脂质代谢的影响 [J]. 天津中医药, 2022, 39（9）: 1157-1162.

[248] Zhang Yi, Mo Fangfang, Zhang Dongwei, et al. Jiangtang Xiaoke granule attenuates glucose metabolism disorder via regulating endoplasmic reticulum stress in the liver of type 2 diabetes mellitus mice [J]. Journal of Traditional

Chinese Medicine, 2018, 38（4）: 570-578.

[249] 张毅, 赵丹丹, 莫芳芳, 等. 降糖消渴颗粒对糖尿病小鼠肝脏糖原储备量及糖代谢相关基因表达的影响 [J]. 天津中医药, 2022, 39（1）: 90-95.

[250] Mo FF, Liu HX, Zhang Y, et al. Anti-diabetic effect of loganin by inhibiting FOXO1 nuclear translocation via PI3K/Akt signaling pathway in INS-1 cell [J]. Iran J Basic Med Sci, 2019, 22（3）: 262-266.

[251] Bai Y, Zuo J, Fang X, et al. Protective Effect of Jiang Tang Xiao Ke Granules against Skeletal Muscle IR via Activation of the AMPK/SIRT1/PGC-1α Signaling Pathway [J]. Oxid Med Cell Longev, 2021: 5566053.

[252] Watt MJ, Miotto PM, De Nardo W, et al. The Liver as an Endocrine Organ-Linking NAFLD and Insulin Resistance [J]. Endocr Rev, 2019, 40（5）: 1367-1393.

[253] Petersen MC, Shulman GI. Mechanisms of Insulin Action and Insulin Resistance [J]. Physiol Rev, 2018, 98（4）: 2133-2223.

[254] Anastasia I, Ilacqua N, Raimondi A, et al. Mitochondria-rough-ER contacts in the liver regulate systemic lipid homeostasis [J]. Cell Rep, 2021, 34（11）: 108873.

[255] Townsend LK, Brunetta HS, Mori MAS. Mitochondria-associated ER membranes in glucose homeostasis and insulin resistance [J]. Am J Physiol Endocrinol Metab, 2020, 319（6）: E1053-E1060.

[256] Mohan S, Nair A, Poornima MS, et al. Vanillic acid mitigates hyperinsulinemia induced ER stress mediated altered calcium homeostasis, MAMs distortion and surplus lipogenesis in HepG2 cells [J]. Chem Biol Interact, 2023: 110365.

[257] Beaulant A, Dia M, Pillot B, et al. Endoplasmic reticulum-mitochondria miscommunication is an early and causal trigger of hepatic insulin resistance

and steatosis [J]. J Hepatol, 2022, 77（3）: 710-722.

[258] Rieusset J. The role of endoplasmic reticulum-mitochondria contact sites in the control of glucose homeostasis: an update [J]. Cell Death Dis, 2018, 9（3）: 388.

[259] Ji C, Zhang Z, Li Z, et al. Mitochondria-Associated Endoplasmic Reticulum Membranes: Inextricably Linked with Autophagy Process [J]. Oxid Med Cell Longev, 2022: 7086807.

[260] Wang YW, Qiu XY, Zhou XH, et al. Schisandrin B mitigates hepatic steatosis and promotes fatty acid oxidation by inducing autophagy through AMPK/mTOR signaling pathway [J]. Metabolism, 2022, 131: 155200.

[261] Yuan M, Gong M, He J, et al. IP3R1/GRP75/VDAC1 complex mediates endoplasmic reticulum stress-mitochondrial oxidative stress in diabetic atrial remodeling [J]. Redox Biol, 2022, 52: 102289.

[262] Yang HM, Kim J, Shin D, et al. Resistin impairs mitochondrial homeostasis via cyclase-associated protein 1-mediated fission, leading to obesity-induced metabolic diseases [J]. Metabolism, 2023, 138: 155343.

[263] Liu Y, Ma X, Fujioka H, et al. DJ-1 regulates the integrity and function of ER-mitochondria association through interaction with IP3R3-Grp75-VDAC1 [J]. Proc Natl Acad Sci U S A, 2019, 116（50）: 25322-25328.

附　录
中英文缩略词表

英文缩略词	英文全称	中文全称
ALT	Alanine aminotransferase	丙氨酸氨基转移酶
AMPK	AMP-activated protein kinase	腺苷酸活化蛋白激酶
AST	Aspartate aminotransferase	天门冬氨酸氨基转移酶
ATF	Activating transcription factor	激活转录因子
AUC	Area under the curve	曲线下面积
CHOP	C/EBP homologous protein	转录因子 C/EBP 同源蛋白
DAG	Diacylglycerol	甘油二酯
eIF2α	Eukaryotic cells translation initation factor 2 alpha	真核细胞起始转录因子 2α
ERS	Endoplasmic reticulum stress	内质网应激
FAS	Fatty acid synthase	脂肪酸合成酶
FBG	Fasting blood glucose	空腹血糖
FFA	Free fatty acid, Free fatty acids	游离脂肪酸
FINS	Fasting serum insulin	空腹血清胰岛素
γ-GT	Gamma glutamyltransferase	γ-谷氨酰转移酶
G6Pase	Glucose-6-phosphatase	葡萄糖 6 磷酸酶
GRP78	78-kDa clucose-regulated protein	糖调节蛋白 78
GSH	Glutathione	谷胱甘肽
GSK-3	Glycogen synthase kinase 3	糖原合成酶激酶 -3
HbAlc	Hemoglobin Alc	糖化血红蛋白
HDL-C	High density lipoprotein	高密度脂蛋白胆固醇
HFD	High fat diet	高脂饮食
NF-κB	Nuclear factor-κB	核因子 κB
IL-1	Interleukin-1	白介素 1

续表

英文缩略词	英文全称	中文全称
Insig	Insulin-induced gene protein	胰岛素诱导基因蛋白
InsR	Insulin receptor	胰岛素受体
IR	Insulin resistance	胰岛素抵抗
IRE1α	Inositol requiring enzyme-1α	肌醇需求激酶 1α
IRS	Insulin receptor substrate	胰岛素受体底物
ISI	Insulin sensitivity index	胰岛素敏感指数
JTXKG	Jiang Tang Xiao Ke granule	降糖消渴颗粒
LDL-C	Low density lipoprotein	低密度脂蛋白胆固醇
MDA	Malondialdehyde	丙二醛
OGTT	Oral glucose tolerance test	口服葡萄糖耐量试验
OS	Oxidative stress	氧化应激
PEPCK	Phosphoenolpyruvate carboxykinase	磷酸烯醇式丙酮酸羧激酶
PERK	PKR-like ER kinase	蛋白激酶 R 样内质网激酶
PKB	Protein kinase B	蛋白激酶 B
PKC	Protein kinase C	蛋白激酶 C
PPARs	Peroxisome proliferators-activated receptor	过氧化物酶增殖物激活受体
PI-3K	Phosphatidylinositol-3kinase	磷脂酰肌醇 -3 激酶
ROS	Reactive oxygen species	活性氧类
RT-PCR	Reverse transcription-polymerase	逆转录聚合酶链反应
SOD	Superoxide dismutase	超氧化物歧化酶
SREBPs	Sterol regulatory elements binding proteins	固醇调节元件结合蛋白
T2DM	Type 2 diabetes	2 型糖尿病
TC	Total cholesterol	总胆固醇
TG	Triglyceride	甘油三酯
TNF-α	Tumor necrosis factor alpha	肿瘤坏死因子 -α
UPR	Unfolded protein response	未折叠蛋白反应
XBP1	X-box-binding protein 1	X 盒结合蛋白 1